OUVRAGES DU MÊME AUTEUR :

Étude historique et clinique sur les Eaux de Néris, 1858 (Labé, éditeur Place de l'École-de-Médecine, Paris). 3 fr

Lettres sur l'Algérie, 1863. (Épuisée.)

Les Caravanes françaises au Soudan (Challamel, édit. Paris). 2 r.

Invasion des sauterelles, 1866 (Challamel, édit. Paris). 2 fr.

L'Humoriste. — Les *Cent-Jours* de l'Algérie, 1870. 7 fr.

Le Typhus des Arabes. — Ouvrage couronné par l'Académie des Sciences (Prix Monthyon), et par l'Académie de médecine (Prix Barbier, 1870). — G. Masson, édit., Place de l'École-de-Médecine. 20 fr.

CORBEIL. — Typ. et stér. de CRÉTÉ FILS.

LA

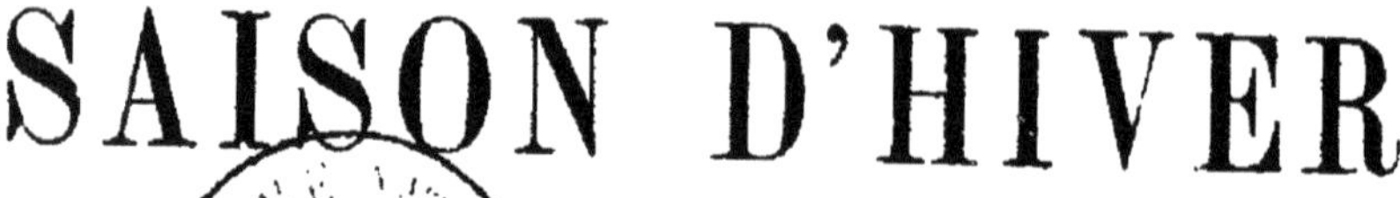

SAISON D'HIVER

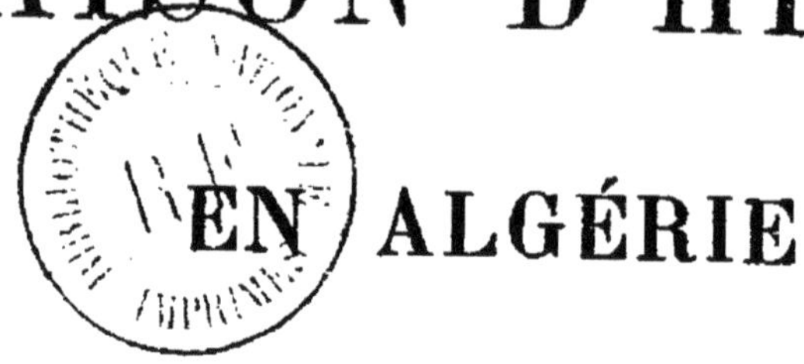

EN ALGÉRIE

PAR

LE Dr AMÉDÉE MAURIN

LAURÉAT DE L'INSTITUT (ACADÉMIE DES SCIENCES)
ET DE L'ACADÉMIE DE MÉDECINE
CHIRURGIEN A L'HOPITAL CIVIL D'ALGER

PARIS
G. MASSON, ÉDITEUR
LIBRAIRE DE L'ACADÉMIE DE MÉDECINE
Place de l'École-de-Médecine, 17.

INTRODUCTION

Le livre le plus intéressant qui pourrait être publié, serait un livre qui aurait pour titre : *Histoire physiologique des peuples du bassin de la Méditerranée.*

Il serait curieux, en effet, de savoir par suite de quelle transformation physiologique, ou de quelle influence climatérique, les descendants des Vandales, des Goths et des Visigoths, qui sont aujourd'hui répandus et fusionnés avec les Arabes sur presque toute la surface du territoire du nord de l'Afrique, jouissent d'une immunité à peu près absolue au point de vue de la tuberculisation pulmonaire, tandis que leurs frères des bords du Rhin succombent à ce fléau dans des proportions qui deviennent de plus en plus effrayantes.

Au beau temps de la splendeur de Rome, Celse recommandait à ses malades atteints de consomption d'aller respirer l'air doux de l'Égypte.

« Si le mal est plus grave et qu'il y ait phthisie « véritable, il est nécessaire d'y porter remède dès

« le principe; car il n'est pas facile de détruire « cette affection lorsqu'elle a jeté de profondes ra- « cines. Quand le malade en a la force, il doit en- « treprendre de longues navigations et changer de « climat, pour trouver un air plus *épais* que celui « du pays dont il s'éloigne. On fait très-bien, par « exemple, de quitter l'Italie pour Alexandrie. »

Celse écrivait et exerçait à Rome environ 53 ans avant l'ère chrétienne. — Nos médecins contemporains ont retenu le précepte consacré par la médecine hippocratique; ils ont la même foi, la même croyance sur les effets de l'air des contrées méridionales, avec cette différence, pourtant, qu'il n'en est pas un seul qui accepterait comme vraie la raison que donne Celse : *Que le malade change de climat pour y trouver un air plus épais que celui du pays dont il s'éloigne.* Il aurait dû dire : pour y trouver un air plus *léger.* » — Mais Celse et les anciens ne savaient pas grand'chose sur la physique, et cette confusion ne nous surprend guère.

Cruveilhier, Trousseau, Andral, Louis, conseillent les voyages en mer.—On recommande encore le climat de l'Égypte : Rachel, la grande tragédienne, celle qui fut Camille, Hermione, Phèdre, ne fut-elle pas condamnée par la science à aller respirer l'air doux de l'Égypte !

Malte, Rhodes, les îles Baléares et les îles Ioniennes pullulent de malades que les médecins allemands ou anglais y envoient, faute de contrées plus hospitalières ou mieux connues.

Que s'est-il donc passé depuis cette époque, où les médecins de Rome envoyaient leurs riches clients à Alexandrie, à Carthage, à Julia Cæsarea? Le silence s'est fait sur ces contrées jadis si prospères et si enviées, la guerre a détruit leur prestige et fait pénétrer la défiance dans les mœurs.

Alors que Rome possédait tout le bassin de la Méditerranée, on considérait comme un voyage de médiocre importance d'aller à Rhodes ou sur les côtes d'Afrique. Tibère, pour échapper à l'esprit observateur d'Auguste, resta dix ans à Rhodes, sous prétexte de maladie, pour y étudier la philosophie. Le gouvernement de la Numidie était considéré comme un gouvernement de faveur, à cause de l'excellence de son climat. Aujourd'hui que la vapeur conduit en huit jours de Marseille à Constantinople, en dix jours de Marseille à Alexandrie, et en trente-sept heures de Marseille à Alger, quel peut donc être l'obstacle qui retient tant de valétudinaires dans les contrées qui les oppressent et qui les tuent? Cet obstacle, hâtons-nous de le dire, c'est l'ignorance!

Les médecins du nord de l'Europe ne savent rien de ce qui se passe sur la côte de l'Afrique. Les malades ont l'imagination frappée par des récits exagérés, et ils restent condamnés à une mort certaine, alors qu'à l'aide d'un peu d'encouragement et de la lecture de notions exactes, ils puiseraient force et courage pour partir. Est-ce que vivre n'est pas la première, la seule, la bonne préoccupation de l'homme? Demandez au batelier robuste qui, les membres nus et musculeux, bronzés par le soleil, la tête simplement abritée par une chachia, vous conduit dans sa frêle embarcation vers le bateau qui porte de riches valétudinaires, s'il changerait sa destinée contre l'or et la santé de ceux qu'il soulève dans ses bras;... et vous verrez de quel sourire méprisant il vous répondra.

« J'ai soigné, à Alger, un jeune Anglais que son père, riche manufacturier de Manchester, avait envoyé en Australie, à Melbourne, dans l'espoir qu'il y trouverait un développement que la froide Angleterre ne lui permettait pas d'acquérir et de retarder la mort du dernier de ses enfants. Atteint de nostalgie à trois mille lieues de sa patrie, ce jeune homme était venu à Alger pour y trouver un climat similaire; Alger lui réussit à merveille, et j'entendais ce malade s'écrier, les larmes dans les yeux :

« Si en Angleterre on connaissait le climat algérien, combien n'y enverrait-on pas de jeunes gens, qui s'étiolent et meurent, faute d'un peu de soleil ! »

A Alger, sur dix-huit médecins exerçant leur profession, il y en a six qui ont quitté la France pour échapper à la marche d'une phthisie commençante ; ce sont des exemples frappants du pouvoir modificateur du climat du nord de l'Afrique sur la constitution ; et les confrères de la métropole qui liront cet article ne seront pas peu surpris d'apprendre que le plus âgé d'entre eux a près de 66 ans, et que les autres ne se sont plus préoccupés des accidents qui avaient menacé leur existence et donné lieu à un exil volontaire de toute la vie. C'est pour vivre, qu'ils ont abandonné parents, fortune acquise, amitiés de l'enfance, projets d'avenir ; ils sont devenus Algériens par nécessité, puis par reconnaissance et par amour ; ils ont de la famille, des enfants qui échappent comme leurs parents à la loi fatale de l'hérédité !

Un tiers des médecins praticiens d'Alger, qui déclarent avoir échappé à la phthisie uniquement parce qu'ils ont quitté la France à temps, c'est plus que frappant, c'est probant ! L'ignorance est donc à nos yeux la cause unique qui empêche l'immigration des habitants du nord de l'Europe vers des contrées merveilleusement dotées par leur position géographique.

Il en est des races humaines comme des plantes, elles ont un pouvoir de résistance déterminé, et si on examine de près par quel mécanisme elles vivent sous les diverses latitudes du globe, on voit que la beauté, la force et la perfection ne s'obtiennent et ne se conservent que par une combinaison savante de précautions hygiéniques contre les influences climatériques.

Les Lapons, les Samoyèdes sont physiquement moins bien conformés que les Norvégiens et les Suédois; ceux-ci, moins bien que les races allemandes, et les Allemands, enfin, sont moins beaux que les peuples originaires de la Grèce, de l'Italie et des îles Ioniennes. Il existe une échelle décroissante, qui part des régions tempérées, pour aller dans les régions froides des pôles, et dont chaque échelon est marqué par un degré de dégénérescence dans la constitution des races qui l'habitent.

Là même où on observe cette dégénérescence, il n'y a de réellement belle que la portion de la population que la fortune et le bien-être favorisent et qui peut lutter avantageusement contre les frimas et les intempéries.

Les populations du bassin méditerranéen sont les privilégiées : elles ont la beauté et la force en partage; c'est sur ces rivages que l'homme a été posé à peine formé par la main de Dieu, parce que c'est là seulement qu'il pouvait, faible, nu et isolé, vivre, se développer et prospérer sans s'occuper des besoins de la vie.

Il est permis de ne pas croire à la genèse telle que la présentait le paganisme, il est également permis de discuter la genèse telle que nous la présente cette histoire divine des peuples de l'antiquité hébraïque qu'on appelle la Bible; mais il n'est pas douteux que c'est sur les bords de la Méditerranée ou dans les contrées similaires, comme climat, de l'Inde et de la Chine, que l'intelligence de l'homme a tout d'abord atteint son plus haut degré de développement; c'est là que s'est produite cette génération presque spontanée des arts et des sciences, dont nous ne pouvons aujourd'hui retrouver ni l'heure ni le moment.

La Grèce éteinte rayonnera à travers les siècles sur le monde. — La Rome artistique rayonne encore de tout son prestige sur les peuples qu'agite le démon de la science et des arts. Autour de ce bassin méditerranéen les forces se sont mises en lutte; le centre de la virilité des nations s'est déplacé, mais jamais il n'y a eu ni sommeil complet ni anéantissement.

Lorsque la France ouvrit à l'Europe entière les portes de l'Afrique, fermées à tout commerce et à toute transaction depuis l'époque des croisades; lorsqu'elle détruisit la piraterie dans la Méditerranée, elle renouvela l'œuvre de César purgeant la même mer des pirates de la Cilicie, et elle rendit au monde civilisé un service dont il ne lui a pas été assez tenu compte.

La conquête de l'Algérie, envisagée au point de vue des intérêts internationaux, a été une des plus admirables conceptions qu'un gouvernement puisse revendiquer.

C'est tout un monde retrouvé. Les savants n'ont qu'à se baisser pour trouver la trace de l'antiquité géante. On ne lit bien la Bible que là, on ne la comprend bien que là ; l'histoire romaine reste incomplète pour tous ceux qui n'ont pas visité la Tunisie et la Numidie. L'influence de la Grèce se fait sentir partout sur des lieux où s'élevèrent tant de splendeurs et où sont semées tant de ruines. Les croisades, la vision de saint Louis, dont on a voulu faire un fanatique de sacristie, et qui était un des plus grands politiques parmi les rois de France; les tentatives d'Isabelle et de Charles-Quint sur le nord de l'Afrique; toutes ces expéditions malheureuses ou avortées apparaissent là dans toute la grandeur de leur conception. Plus on réfléchit à leur but, plus on trouve que celui que la France a atteint est digne d'admiration.

Les Romains mirent deux cents ans à coloniser et à municipaliser la conquête des provinces africaines.

Il y a à peine quarante ans que la France possède une partie du sol conquis par les Romains, et si les premières années ont été laborieuses, il n'en est pas moins évident que la marche de la colonisation devient plus facile et donne des résultats plus satisfaisants.

La question de l'immigration se résout chaque jour par le côté le plus simple et le plus démonstratif, par la prospérité des familles formées sur le sol algérien. Tandis que la population reste stagnante en France depuis vingt-cinq ans, la population européenne implantée en Algérie s'accroît dans des proportions qui rappellent celles qui ont été observées au Canada. Là, cent mille Français ont, en un siècle, atteint le nombre de un million d'âmes; c'est, au reste, ce qui a lieu dans toutes les contrées envahies par l'immigration et où le territoire envahi offre des espaces hors de proportion avec la population envahissante.

La France compte environ soixante millions d'hectares; c'est à peu près un hectare et demi par tête d'habitant. L'Algérie compte environ quarante-cinq millions d'hectares, c'est à peu près quinze hectares par tête. La France est obligée d'émigrer, l'Algérie peut recevoir douze millions d'habitants, au grand profit des premiers occupants.

Le rôle que nous nous sommes imposé, c'est d'étudier comparativement les conditions climatériques de cette contrée; l'aptitude des populations à l'acclimatement; les précautions hygiéniques que les nouveaux arrivants peuvent avoir à prendre; enfin, ce qui est plus difficile et plus grave, nous entreprendrons de démontrer, par des exemples et par des statistiques, que cette contrée convient merveilleusement à des constitutions débiles qui sont condamnées à périr sous les climats froids de l'Europe.

Un pareil déplacement devient une nécessité, comme celui qui a lieu tous les ans pour les stations thermales.

Nous essayerons de prouver, et nous y parviendrons, que la zone septentrionale de l'Afrique qui est ouverte aux valétudinaires, est de beaucoup supérieure à celle qui est envahie en Europe, et que

Nice, Rome, Cannes, la Sicile même, sont dans des conditions défavorables qui rendent leur séjour inefficace.

Nous ne nous dissimulons pas la difficulté de cette tâche, mais le problème est si séduisant et le but si utile, que nous n'éprouvons, même au début, aucune défaillance.

LA

SAISON D'HIVER

EN ALGÉRIE

I

DU MOUVEMENT INTELLECTUEL AUTOUR DU BASSIN DE LA MÉDITERRANÉE. — LES MÉDECINS ARABES.

L'histoire des peuples de la Méditerranée pendant les quatre siècles qui précédèrent l'ère chrétienne offre le plus merveilleux tableau des progrès accomplis par la culture des arts, des sciences et des lettres.

Deux grandes ombres, Rome et Carthage, se partagent l'attention de l'histoire, car elles étaient les héritières de la splendeur des peuples asiatiques et les vassales de la civilisation grecque, dont elles s'étaient disputé les dépouilles, mais dont elles subissaient l'influence mystérieuse.

Pendant cette longue lutte qu'on a appelée les *guerres puniques*, le génie des deux peuples rivaux se manifesta dans toute sa puissance. Rome victorieuse s'empara des richesses de sa rivale, mais elle ne détruisit pas son prestige.

Nous allons essayer de montrer quelles furent les phases parcourues par l'esprit philosophique et par les sciences au milieu de cette lutte gigantesque. Nous verrons que le nord de l'Afrique a largement compté dans l'histoire du mouvement intellectuel des nations et que son influence a été grande sur la renaissance des lettres et des sciences en Europe.

On nous pardonnera quelques détails historiques qui servent à mettre en lumière l'état de prospérité et de civilisation auquel étaient parvenus les peuples qui se disputaient la suprême puissance dans le bassin méditerranéen.

Carthage étendait sa domination depuis la Cyrénaïque, pays de Barca, régence de Tripoli, jusqu'à l'extrémité du Maroc et même jusqu'au Sénégal. La Libye seule (Tunisie), au dire de Strabon, avait trois cents villes. L'amiral Hannon, vers 245 (av. J.-C.), avait étendu cette domination jusqu'à Cadix et avait formé des établissements considérables dans le sud de la péninsule Ibérique. La philosophie et la science se disputaient l'honneur de civiliser ce vaste empire.

On peut avoir une idée de la splendeur des monuments de Carthage par les détails que nous fournit Appien sur les guerres puniques.

Le temple du dieu Achmoun, assimilé par les Carthaginois à Esculape, était d'une valeur incalculable; celui du Soleil était recouvert de lames d'or pour une valeur de mille talents (5,820,000 fr.).

La Grèce était descendue au rang de vassale, et elle n'avait obtenu des proconsuls romains une tranquillité relative, qu'en faisant à leur cupidité l'abandon des immenses richesses artistiques amassées pendant tant de siècles. Il lui restait encore, après de si grands sacrifices, une foule de monuments que le vainqueur avait respectés.

Au dire de Pausanias, Elis (Argolide) possédait le plus beau gymnase de la Grèce ; on venait s'y préparer quelquefois un an à l'avance pour le concours des jeux Olympiques.

L'Argolide possédait Épidaure avec ses sources thermales ; son temple d'Esculape enrichi des offrandes déposées par les malades, et son théâtre, un des plus grands du pays.

Pausanias nous a laissé également des détails sur la prodigieuse quantité d'offrandes apportées des contrées les plus diverses au temple de Delphes. — Quand les Phocéens pillèrent cette ville, ils trouvèrent dans le temple assez d'or et d'argent pour battre 10,000 talents de monnaie (environ 58 millions de francs).

Quand Athènes sur le déclin était en proie à l'anarchie, Bysance, où florissaient les arts et les lettres, servait de refuge à ses exilés.

Éphèse, métropole de la confédération Ionienne, était à la fois le premier entrepôt du commerce de l'Asie Mineure et une des localités où les beaux-arts étaient cultivés avec le plus d'éclat. Son théâtre pouvait contenir plus de 60,000 personnes.

Après la chute des républiques grecques, les savants et les philosophes se répandirent de tous les côtés en Asie et, par la fondation de l'empire des Séleucides, tout un monde nouveau naquit à la civilisation ; la rapacité des proconsuls romains la poussait au loin vers les contrées les plus éloignées.

Alexandrie, au VIIe siècle de la fondation de Rome, était devenue le point de jonction des intérêts groupés autour de la Méditerranée. Elle avait donné asile à tous les exilés de Carthage, de la Grèce, de la Macédoine et de l'Asie Mineure. Son école, formée spontanément sous la protection des Ptolémées, à l'aide d'éléments divers, était comme le résumé de toutes les grandes écoles de l'antiquité.

Ses bibliothèques renfermaient tous les manuscrits que des mains pieuses avaient pu sauver de la destruction. On se rendait à Alexandrie de Rome même. Au dire de Celse, le séjour en était plus agréable qu'en aucune autre contrée du monde.

Tour à tour Chypre, la Crète, Rhodes, deviennent le siége des écoles qu'entretenaient les rhéteurs et les philosophes grecs exilés, et ce qui peut donner une idée exacte de l'importance de ces villes, c'est que de toutes parts les élèves y affluaient. César et Cicéron eux-mêmes vinrent y puiser les leçons qui plus tard firent d'eux des maîtres en l'art oratoire. Il suffit de citer le nom d'Archimède, pour indiquer le rôle scientifique que joua la Sicile au temps d'Hiéron, tyran de Syracuse.

La période de la plus haute splendeur des peuples du bassin méditerranéen correspond juste au commencement des guerres puniques, et si nous ouvrons l'histoire de la médecine, nous trouvons que cette période coïncide avec l'apparition de l'un des plus grands esprits de l'antiquité païenne, d'HIPPOCRATE.

Hippocrate naquit à Cos, 460 ans avant Jésus-Christ. Quoique initié par ses parents aux secrets de la médecine, il n'en fut pas moins son propre maître : il résuma en corps de doctrine toutes les observations faites par ses devanciers. Il se fait la voix de la tradition et de l'observation ; il résume les âges héroïques et les diverses périodes dont les traces se retrouvent enveloppées de nuages et de fictions dans les œuvres d'Homère.

De 470 à 440, l'étude de la médecine se concentre dans les gymnases, et se perfectionne par les soins des disciples d'Hippocrate. Cette science prit dès lors la dénomination de médecine hippocratique, et tous les auteurs qui écrivirent à cette époque mirent leurs œuvres sous l'invocation de ce grand homme, ne se considérant sans doute que comme des reflets du maître.

Aussi voit-on les gymnasiarques, les aliptès, les iatroliptès ainsi que la plupart des employés des thermes guérir les blessures et répandre les conseils d'hygiène et de thérapeutique. Nous trouvons dans les œuvres de Platon la mention de cette éducation spéciale, se généralisant à mesure que s'étendait la construction des gymnases ; il cite Jean de Tarente et Herodicus, Prodicus le Selymbrien, qui modifièrent les mœurs des athlètes, en les soumettant à un régime de tempérance et de sobriété dont ils donnaient eux-mêmes l'exemple. Ce dernier (Prodicus) était d'une constitution débile, qu'il parvint à rendre forte et vigoureuse à l'aide des exercices gymnastiques. Parvenu à ce résultat, il formula des préceptes qu'il prescrivit aux malades, et il poussa la croyance en son art si loin, qu'il crut pouvoir l'appliquer à toutes les maladies. On comprend ainsi pourquoi tant de malades affluaient dans les temples, où se trouvaient mis en pratique des préceptes sortis de la bouche d'un homme qui comptait parmi ses disciples Socrate, Théramène et Isocrate.

Platon et Aristote, chefs de la philosophie grecque, se partagent l'empire de l'esprit humain de l'an 430 à l'an 348 avant Jésus-Christ. A cette époque apparaissent Dioclès, Proxagoras, Hérophile et Érasistrate, le plus célèbre, d'après Galien, des disciples des Asclépiades. N'oublions pas Chrysippe de Cnide, qui suivait tout à la fois les préceptes des Égyptiens et ceux de Pythagore.

De la Grèce le mouvement scientifique se communique à Alexandrie, où se développe l'école anatomique ; Hérophile et Érasistrate en deviennent les chefs.

A partir du troisième siècle avant Jésus-Christ, la médecine se sépare de la philosophie et prend la forme de science pure. On la voit se diviser en trois parties à la tête desquelles se placent de grands maîtres. Celse signale cette division dans les termes suivants :

« Elle fut, vers cette époque, divisée en trois branches : l'une traitant de l'*alimentation*, la seconde des *médicaments* et la troisième des *secours de la main*. Les Grecs appelèrent la première *diététique*, la seconde *pharmaceutique* et la troisième *chirurgicale*.

A l'école d'Alexandrie se rattachent des célébrités

dont le nom est parvenu jusqu'à nous : Philoxène, Gorgias, Sostrate, Héron, les deux Apollonius et Ammon d'Alexandrie.

Vers l'an 280 avant Jésus-Christ, apparaît l'école des empiriques, à la tête de laquelle se placent d'abord Philon et Sérapion, et plus tard, vers 240, Héraclide de Tarente.

Il n'est pas de spectacle plus affligeant pour le penseur que celui qu'offrirent Rome et Carthage pendant et après la lutte gigantesque qu'elles engagèrent.

Rome, c'était la force, c'était le vautour : le monde entier était sa proie. Si de récents désastres ne servaient d'exemple aux peuples, et si la plume de l'écrivain ne se refusait à réveiller de pareilles douleurs, quelle leçon ne puiserait-on pas dans l'étude des guerres de l'antiquité !

La guerre éclate, tout s'éteint : sciences, arts, agriculture, industrie; la destruction d'abord, puis le marasme.

Pendant que Paul-Émile étalait dans son triomphe, qui dura trois jours, tout le butin enlevé à la Perse et à la Macédoine, des peuples entiers allaient se désagrégeant et promenant à travers les siècles les tristes épaves de la rapine et du pillage, l'abaissement moral et la misère.

Les savants se dispersaient; les philosophes, les orateurs fuyaient dans l'exil ; les temples, les gymnases tombaient en ruine, ou se fermaient délaissés ; l'éducation pacifique et civilisatrice que les Grecs avaient portée si haut, faisait place à la rude école des camps. Le soldat devenait exigeant et cruel ; il voulait sa part de butin et de triomphe, et, lorsqu'il avait épuisé les contrées que parcouraient les légions au profit de ses chefs, et pendant que les généraux allaient, triomphants, à Rome étaler le produit de leurs déprédations, il s'insurgeait, se choisissait des chefs nouveaux, se livrait à tous les excès et achevait l'œuvre de destruction commencée au nom de la conquête. (*Lettres de Mithridate.*)

Le rôle que joua Rome à cette époque fut des plus étranges. Partout elle étendait sa serre, partout elle pillait, elle était gorgée des dépouilles des peuples vaincus; mais en introduisant dans ses murs, derrière le char des triomphateurs, les philosophes et les rhéteurs, elle se préparait une domination plus lourde que celle de la force brutale, la domination de l'esprit. Elle ne produisit rien au point de vue des sciences, elle emprunta tout à la Grèce et elle fut obligée, lors de la peste qui la décima, 160 ans avant Jésus-Christ, d'envoyer consulter l'oracle d'Épidaure, c'est-à-dire le serpent qui était voué à Esculape, et d'élever un temple à ce Dieu de la médecine. Jusque-là, les malades avaient consulté les augures et les aruspices ou s'étaient livrés aux manœuvres des iatroliptès qui tenaient des officines semblables à celles des barbiers-apothicaires.

Au dire de Pline, Archagaton, fils de Lysias, est le premier médecin grec qui, du Péloponnèse, soit venu à Rome ; c'était sous le consulat de L. Emilius et de Livius (185 av. J.-C.), juste au moment où Scipion était battu et blessé sur les bords du Tessin, dans sa rencontre avec Annibal.

Sa réputation et son succès furent immenses. La médecine fut après lui considérée comme un art libéral, ainsi que l'atteste la loi Aquilia citée par Sprengel.

Asclépiade, Grec d'origine, y vint (90 ans avant J.-C.); il s'étudia à accommoder la médecine aux doctrines d'Épicure que suivaient alors les Romains. — Les successeurs d'Asclépiade furent Themison et Thessalus, Grecs aussi, et qui furent ses disciples (50 ans avant J.-C.).

Themison a été raillé par ce vers de Juvénal :

> Quot Themison ægros automno occideret uno.

Ils furent les chefs d'une école qui prit le nom de méthodistes. Autant Themison et Thessalus contribuèrent à l'abaissement de cette école par leur médiocrité, autant elle fut relevée par l'érudition de Soranus l'Éphésien et de Cœlius Aurelianus.

Sous l'empereur Auguste apparurent les encyclopédistes, dont l'érudition devait avoir une si grande influence sur les âges futurs.

Aulus Cornelius Celsus, que les uns font naître à Vérone, d'autres à Rome, et Caïus Plinius Secundus Major se placent à la tête des encyclopédistes.

Celse relie la philosophie et la médecine grecques à la médecine pratiquée à Rome ; il est le père de cette science dans sa patrie ; il fait école et devient le maître d'un grand nombre de disciples d'origine italienne.

Pline Caïus Secundus Major, écrivait cent ans après

Celse, sous l'empereur Vespasien ; on l'a comparé à Aristote, quoiqu'il lui fût de beaucoup inférieur dans les sciences naturelles, surtout en zoologie.

Le premier siècle de l'ère chrétienne vit naître la période anatomique, dont Galien fut le véritable chef. Rufus l'Éphésien écrivait un traité sur diverses questions anatomiques sous l'empereur Trajan.

La matière médicale fit de grands progrès avec Scribonius Longus, sous le règne de Claude, et au temps de Néron, Dioscoride, Pedanius Anazarbeus et Pline firent paraître des traités qui pendant sept cents ans servirent de compendium de botanique et de pharmacopée.

Galien naquit en l'an 131 (ap. J.-C.), sous le règne d'Adrien, à Pergame, ville de la Mysie, sous le gouvernement des Attales. Son père Nicon était philosophe et architecte. Destiné d'abord à la philosophie, il parcourut, après la mort de son père, Smyrne, Corinthe et Alexandrie, puis il vint à Rome où il acquit une immense réputation. Il vécut sous les règnes de Marc-Aurèle, de Commode et de Pertinax, dont il fut l'ami et le médecin.

L'empire romain marchait à sa chute, le vieux monde oscillait sur sa base. Le travail philosophique et religieux qui minait le paganisme semblait avoir pour effet de déplacer la puissance matérielle. Rome n'était plus le centre du progrès, elle avait cessé d'être le centre de la force. Constantin, en abandonnant la ville des Césars et en choisissant Byzance pour la capitale de l'empire, s'inclinait, malgré lui, devant la puissance magique de l'Orient, d'où la lumière était venue et où elle semblait se réfugier encore après la chute de Rome. L'empereur obéissait, malgré lui, à l'influence des idées nouvelles. Ces événements se passaient depuis l'an 210 jusqu'en 340 (ap. J.-C.).

Sous le règne de Julien, puis de Justinien, des codes ou pandectes de médecine furent édités par Oribaze de Pergame. On prétend que ce fut par Sardianus et par Aëtius d'Amida. C'était, à tout prendre, un volumineux traité résumant les doctrines de Galien. Aëtius Amidenus a eu le mérite de faire connaître dans les Pandectes un nombre infini de médecins dont nous aurions sans lui ignoré le nom et les travaux. Il était né en Mésopotamie et était probablement chrétien.

De 560 à 570, Alexandre, né à Trailles, ville de la Lydie, exerça non-seulement à Rome, mais aussi dans la Gaule, l'Espagne et le nord de l'Afrique. On l'a comparé à Bélisaire, qu'on appelait le dernier des Romains ; il semble avoir été le dernier des médecins remarquables de l'école grecque.

Vers la fin du septième siècle, de 668 à 685, Paulus, natif d'Égine (Argolide), élève de l'école d'Alexandrie, acquit une juste célébrité comme chirurgien, et nous ne serons pas surpris de le voir préféré par les médecins arabes qui lui avaient emprunté un grand nombre de procédés opératoires.

A partir de cette époque jusqu'à la chute de l'empire de Byzance et à son démembrement, nous voyons naître diverses écoles rivales. La science ne se localisait plus dans telle contrée privilégiée, ni sur telle ou telle tête illustre. On la retrouvait partout dans la personne des disciples.

La médecine de Galien dominait le monde entier. Les médecins avaient été appelés là où se fondaient des thermes et des gymnases, aussi n'est-il pas surprenant que l'on retrouve les préceptes des écoles grecques et de celle d'Alexandrie sur toute la côte d'Afrique et jusqu'au cœur de l'Espagne.

De la décomposition de l'empire romain et du tiraillement des doctrines religieuses naît, vers l'an 770, un nouvel ordre de choses. Mahomet subit l'influence du milieu dans lequel il est né, il assiste à la chute de l'empire de Byzance et, s'emparant de quelques épaves philosophiques et religieuses, il reconstruit une sorte de radeau sur lequel s'embarque une partie de l'humanité.

Ici notre tâche se modifie, nous avons à pénétrer une période pleine d'obscurité ; on nous saura gré d'avoir fait paraître l'étude qui précède, et si on veut bien nous suivre dans l'étude que nous tentons de la médecine arabe, on verra qu'elle représente la marche de l'esprit humain pendant la longue période de sommeil où furent plongés les peuples que la chute de l'empire romain avait laissés sans boussole et sans guide.

La lumière est encore en Orient, autour de la Méditerranée, tout près des lieux où s'élevèrent les murs de Carthage.

L'éclat de la civilisation grecque avait été si grand,

elle avait jeté dans le monde ancien une telle séve et une telle ardeur, qu'il eût été impossible que l'obscurité se fît d'une manière brusque. Les peuples qui avaient vécu plus de mille ans sous cette influence ne pouvaient, quelle que fût d'ailleurs la puissance destructive de la guerre, changer subitement de mœurs et d'éducation.

L'esprit philosophique qui avait pris naissance dans l'extrême Orient et qui s'était, peu à peu, répandu dans les contrées occidentales qui entourent la Méditerranée, avait vivifié les populations et leur avait communiqué des aptitudes qui ne pouvaient plus s'effacer.

Nous allons reconnaître la magique puissance de l'éducation grecque, se perpétuant jusqu'à nos jours dans les mœurs, les costumes, les traditions du peuple arabe; il a tout conservé de son origine, presque rien de ce que Rome avait cherché à lui communiquer.

Mais qu'on ne s'y trompe pas, Rome n'avait pas la prétention de persuader ou de charmer, elle tenait avant tout à la domination. Aussi, à travers plusieurs siècles de tentatives d'organisation, est-on surpris de voir les peuples qu'elle tenait sous sa serre redevenir plus athéniens que jamais. L'histoire de la domination romaine reste l'histoire de la force appliquée aux peuples vaincus, période transitoire, qui ne laisse que des ruines. L'histoire du mouvement intellectuel parti de la Grèce et communiqué à tous les peuples, c'est celle de la conquête de l'humanité par le génie et par la raison, elle laisse dans l'esprit un parfum qui jamais ne s'efface, et elle inspire une légitime haine contre tout ce qui abuse de la force pour opprimer et pour détruire.

Pendant le moyen âge, alors que l'état social était en Europe dans une période de remaniement, c'est vers l'Orient qu'il faut se tourner pour apercevoir la lumière.

Mahomet avait composé le Koran de dogmes et de préceptes empruntés aux religions juive et chrétienne. — Le mouvement intellectuel suivit le mouvement de la conquête. — De la Grèce, de l'Égypte, il fut transporté à travers les déserts de la Libye, de la Tripolitaine et de Tunis, et il s'étendit jusqu'aux extrêmes limites atteintes par l'Islamisme.

C'était déjà la décadence, ce n'était plus qu'un reflet, mais ce reflet eut assez d'éclat pour préserver le monde de l'obscurité pendant près de huit siècles.

Les Arabes puisèrent leur science dans les ouvrages des Grecs. Ils s'adonnèrent à l'étude de la philosophie d'Aristote, dont Galien lui-même avait fidèlement suivi les doctrines et la médecine. Ce fut, au dire de Boerhaave, un retour vers la philosophie péripatéticienne.

Leurs ouvrages ne furent que des compilations et des traductions plus ou moins fidèles de ces deux auteurs.

Doués d'une ardeur et d'une hardiesse d'esprit qu'explique le régime nouveau qui les entraînait, ils furent portés à inventer plutôt qu'à réfléchir, et ils s'affranchirent de l'expérimentation et de l'observation si religieusement invoquées par les Grecs. Ils enveloppèrent la science d'oripeaux magiques, faisant de l'astronomie l'astrologie, et en tirant une sorte de divination médicale; remplaçant la chimie par l'alchimie, ils n'eurent d'autre préoccupation que de découvrir la pierre philosophale, et de trouver le secret tant désiré de faire de l'or.

Mais le résultat fut tout autre que celui qu'ils attendaient. Pendant qu'ils s'épuisaient à faire de l'alchimie, ils accrurent le domaine de la chimie d'un certain nombre de découvertes et, tout en cherchant de l'or, ils arrivèrent à des connaissances plus précieuses que ce riche métal. Aussi n'est-on pas surpris de voir la médecine arabe briller par un luxe incroyable de recettes et de formules, luxe vraiment oriental, qui étonne et ferait croire qu'à l'aide de tant de ressources on devait facilement combattre toute sorte de maladies.

Au huitième siècle, florissait, chez les Arabes, une famille célèbre de médecins, la famille de Baktischuar, qui était de la secte des Nestoriens. Au neuvième siècle, on mentionne Mesuë, Serapion, Alkhendi et Ebn-Guefilth qui dans leur philosophie suivirent la dialectique subtile des péripatéticiens et celle de Galien, qu'ils compilaient et dont ils commentaient ou interprétaient à leur gré les principes, notamment sur les qualités diverses des éléments et sur les propriétés et vertus des remèdes.

Entre tous les médecins arabes nous devons citer Rhazès, Avicenne, Avenzoar et Averrhoës, tous les quatre parvenus à une juste célébrité.

Rhazès s'inspira d'Oribaze, d'Aëtius et de Paul d'Égine, dont il compila les écrits, ainsi que ceux de maîtres plus anciens, Hippocrate et Galien. Il composa, à l'aide de tous ces emprunts, un ouvrage dans lequel on remarque fort peu de *signes des maladies*, mais un grand nombre de dissertations sur les remèdes et sur les merveilles de certains procédés de guérison, spécialement du traitement de la variole et des affections éruptives, mal connues des anciens et même des contemporains de Rhazès.

La nature de son esprit et sa couleur orientale se font surtout remarquer dans ses aphorismes qui, comparés à ceux d'Hippocrate, montrent la différence qui existe entre les deux méthodes médicales et donnent à penser que ces deux hommes sont aussi éloignés l'un de l'autre que Socrate le fut de Salomon.

Ebn-Sina (Avicenne), Perse d'origine, naquit en 980. Doué de rares dispositions naturelles, il fut élevé à Bagdad par son père avec le plus grand soin, et acquit d'immenses connaissances, tant en philosophie qu'en médecine. — Il est à regretter que la sollicitude de son père ait plus profité à son génie qu'à ses mœurs, qu'on prétend avoir été des plus licencieuses, et, à ce sujet, on rapporte de lui une parole qui sert à caractériser les penchants qui le dominaient. « Il disait que l'étude de la philosophie lui avait aussi peu servi à le rendre vertueux, que celle de la médecine à se bien porter. »

Il composa un grand ouvrage intitulé : *les Canons*, dont il a lui-même parlé en ces termes : « Ce livre est tel, qu'à celui qui professe la médecine et veut par elle arriver à la fortune, il ne peut profiter qu'à la condition d'en comprendre et d'en retenir la meilleure et la principale partie. En effet, la part la plus minime de ce qu'il contient est si nécessaire au médecin, que nul précepte commun ne pourrait exprimer ce qu'on pourrait y ajouter. »

Son livre est divisé en cinq parties :

La première traite de généralités;

La seconde, des médicaments simples;

La troisième, des maladies étudiées séparément, depuis la tête jusqu'aux pieds, et tant internes qu'externes;

La quatrième, des maladies en particulier qui n'ont pas pour siége fixe une partie déterminée du corps, et, par addition, elle comprend la médecine dite des cosmétiques (pommades, emplâtres, etc.);

La cinquième a pour objet la préparation des médicaments.

L'auteur commence par définir son œuvre et en discute le plan avec une grande habileté. Il poursuit avec un rare talent la théorie des causes, dont il établit quatre ordres : les causes matérielles, les causes efficientes, les causes formatives, les causes finales. Il disserte sur les éléments et les tempéraments, les humeurs, les facultés naturelles d'après la méthode de Galien, méthode qu'on retrouve encore dans son étiologie et dans toute sa pathologie, ainsi que dans sa théorie des indications.

En traitant de la matière médicale, il suit en partie Galien et Dioscoride, en partie les auteurs arabes, Ebn-Guefith principalement, autant dans l'ensemble de sa dissertation que dans l'exposé des règles qui président à l'expérimentation des médicaments. Pour la variole, après la méthode antiphlogistique qu'il indique pour la première période de la maladie, il ajoute une méthode étrange de médication, la méthode saline.

Tel est l'ouvrage d'Avicenne tant commenté et tant cité, conforme aux doctrines de Galien; et il n'y a pas lieu de s'étonner que ce travail, répondant aux goûts scolastiques de l'époque, ait été, pendant près de six cents ans, presque le seul code médical suivi dans les écoles et que, pendant tout ce temps, on vît vénérer le nom d'Avicenne à l'égal de celui de Galien.

Mesuë le jeune fut, dit-on, le disciple d'Avicenne. Il était chrétien et paraît être celui, de tous les auteurs arabes, qui a le mieux écrit sur la matière médicale et donné les préceptes les meilleurs à suivre dans l'emploi des remèdes, ainsi que les meilleures règles pour la composition des formules médicales.

Il faut également accorder un souvenir à Abul-Kassem, qui est à peu près le seul parmi les médecins arabes qui ait traité de la chirurgie, et dont la dextérité et l'habileté puissent être mises en parallèle avec celles de Paul d'Égine, qu'il paraît avoir imité avec beaucoup de soin.

Nous arrivons déjà à celui que nous avons classé en troisième ligne parmi les principaux médecins arabes, à Ebn-Zohr. Il est certain qu'il vécut avant Averrhoës, puisque celui-ci parle de ses justes, grands et admirables préceptes et qu'il le désigne comme le trésor de la médecine et le plus grand après Galien. Il naquit à Séville, capitale de l'Andalousie, sous le kalifat de Mohammed, et il vécut cent trente-cinq ans. Il acquit, en raison de sa longévité, une expérience plus grande que tout autre, car il jouit jusqu'à la mort d'une santé magnifique.

Il composa un ouvrage intitulé *Thaïsir*, qui renfermait tous les préceptes sur l'alimentation et sur la médecine, et où il montre tout le fruit d'une longue expérience. C'est à tort qu'il est traité d'empirique ; car, outre qu'il appartenait à une famille de médecins (son père et son aïeul avaient exercé cette profession), il prouve lui-même qu'il avait acquis une grande instruction. En effet, non-seulement il avait appris ce qu'il faut pour être médecin, mais, en outre, il avait avec une ardeur scientifique peu commune approfondi la pharmaceutique et la chirurgie.

Il n'est pas toujours de l'avis de Galien, au sujet, par exemple, de la paralysie, qu'avec Alexandre de Trailles il attribue à diverses causes, et de l'amaurose, qu'il ne juge point comme lui incurable.

Dans son livre, qui est un traité sur les maladies, leur traitement et les formules des remèdes, il descend généralement des parties supérieures aux parties inférieures et indique surtout les moyens curatifs que l'expérience lui a fait reconnaître comme les meilleurs. On ne peut point l'accuser d'avoir été un empirique, il a été au contraire un médecin rationaliste.

Sa théorie dynamique est fort éloignée de la doctrine élémentaire et humorale de son temps ; il a donné des considérations remarquables sur le *sens dans les corps vivants*, au point qu'en lisant sa dissertation sur ce sujet, on croit lire les œuvres des physiologistes modernes. Il montre le vide de la question tant agitée depuis Aristote, à savoir, quelle est la partie principale du corps. Il nous apprend que ni le cœur, ni le cerveau, ni le foie ne sont, chacun pris séparément, l'organe principal, mais que ce sont trois organes également importants et que leur concours est utile à toutes les autres parties de l'organisme. Si l'un meurt, les autres meurent, comme la lumière du soleil ou la clarté d'un flambeau disparaissent avec la cause qui les produit. Il ajoute que, sans ces organes, le reste du corps ne peut exister, ni continuer ses fonctions. — Quoique très-judicieux, Ebn-Zohr n'est point à l'abri de la crédulité et des superstitions; il croit, par exemple, à la vertu de la thériaque et de l'émeraude.

Au reste, nous trouvons la même tendance à la croyance du merveilleux chez un homme très-remarquable, Alexandre de Trailles, avec lequel il a une telle ressemblance qu'on serait tenté d'appeler Ebn-Zohr un autre Alexandre.

Ebn-Roschd naquit à Cordoue, en 1149, et mourut au Maroc en 1217. Il s'adonna d'abord à l'étude des lois et de la religion, et s'appliqua ensuite à la médecine et aux mathématiques. Il eut pour maître Ebn-Zohr, et en fut le digne disciple. La liberté avec laquelle il écrivit sur les questions religieuses et politiques lui attira la haine des siens. On ne peut du moins lui refuser une grande subtilité dans l'argumentation et une grande dose de logique.

Voici ce qu'il dit lui-même dans son ouvrage : « J'ai

donné à ce livre le titre de *Colliget*, parce que j'y expose ma doctrine en allant du général au particulier; et sachez que nul n'en pourra comprendre la plus grande partie, s'il n'a étudié et appris la logique ; il est en outre nécessaire qu'il possède les éléments des sciences naturelles. »

Au reste, comme il le déclare lui-même, Ebn-Roschd ne fut que le commentateur d'Avicenne, suivant comme lui la méthode de Galien, avec cette nuance toutefois, que, vénérant Aristote comme un Dieu, il penche du côté de celui-ci lorsqu'il existe une divergence avec Galien. Son argumentation sur la matière médicale et la pharmaceutique est très-ingénieuse et très-étendue. Il accorde aux spécifiques une grande valeur et, comme tous les auteurs qui l'ont précédé, il est d'une crédulité propre aux esprits orientaux.

Un médecin arabe, Ebn-Beithar, écrivit un long traité sur l'alimentation et les médicaments, dont le fond est emprunté à Dioscoride. On y trouve un grand nombre d'observations qui n'avaient été faites ni par les Grecs ni par les Romains; et, s'il est vrai de constater que les Arabes furent les gardiens de la tradition, il faut aussi reconnaître que, voués à une existence nomade et subissant les influences des milieux dans lesquels les transportait la conquête, ils durent beaucoup ajouter à cette tradition et laisser aux savants qui les ont commentés en Europe un fond propre qui constitue leur génie et leur mérite aux yeux de l'histoire.

Nous allons voir que la guerre des croisades eut

pour résultat de transmettre à l'Europe les trésors scientifiques dont les médecins arabes étaient les fidèles gardiens.

Avant la guerre des croisades, le mouvement intellectuel en Europe était soumis aux fluctuations de l'esprit religieux, et c'est dans les monastères que se trouvaient conservés les manuscrits des œuvres des anciens ou les traductions qui en avaient été faites.

La médecine avait un caractère religieux, et, à chaque guérison, les moines lui donnaient une physionomie merveilleuse ou miraculeuse, afin de conserver sur l'imagination du peuple une prépondérance nécessaire à leur domination.

La France, l'Espagne, l'Italie, l'Angleterre et toute la chrétienté étaient sous la même règle, sous la même domination.

Les croisades eurent pour effet de déchirer le rideau et d'introduire en Europe l'esprit d'examen et de discussion. Parmi les ordres religieux qui fournirent le plus d'éléments à la rénovation sociale, se trouvait l'ordre de Saint-Benoît, qui était établi sur le mont Cassin, près de Salerne.

Ce fut un véritable séminaire des arts, des sciences et de la littérature. Pendant que des moines, voués à la règle la plus sévère, étaient occupés à transcrire des manuscrits, avec cette patience admirable que la solitude et l'oubli de soi-même donnent à ceux qui adoptent cette existence, d'autres s'occupaient de médecine et de la préparation des remèdes.

Parmi les moines qui se livrèrent à l'étude de la médecine, nous devons citer Constantin l'Africain, au XIe siècle, qui, ayant parcouru la majeure partie de l'Orient et s'étant retiré au Mont-Cassin, y édita plusieurs écrits, tous empreints de l'étude des médecins arabes.

L'école de Salerne, si florissante pendant les XIe et XIIe siècles, doit son origine au monastère du Mont-Cassin.

Il n'est pas inutile, après avoir cité les noms célèbres de Gariapontis, Cophonis, Nicolas Præpositus, Platerius, Œgidius Corbolensis, de faire connaître l'influence que cette école de Salerne eut sur le développement du progrès humain.

C'est de cette époque que datent les lois instituées pour régler l'exercice de la médecine : la fondation d'une faculté; la restauration des études anatomiques; la discipline académique, et qu'enfin on voit apparaître l'institution du doctorat.

En même temps on réglementait l'étude du droit, et il fallait avoir passé trois ans à faire de la logique, avant qu'il fût permis d'aborder l'étude de la médecine. Cinq années étaient prescrites pour les jeunes gens avant qu'ils pussent soutenir les thèses du doctorat. Il ne fut dès lors plus permis d'exercer la médecine, sur tout le territoire romain, qu'à ceux qui avaient pris titre à Salerne ou à Naples.

La guerre des croisades, qui eut lieu en 1096, se ressentit de cette impulsion; elle porta en Orient des esprits préparés à l'observation et déjà imprégnés d'études de la médecine arabe.

Les chevaliers de Saint-Jean, du Temple, de Saint-

Lazare, les Hospitaliers, les Chevaliers du Saint-Esprit et d'autres encore, partis de tous les points qu'avait soulevés la prédication de Pierre l'Hermite, furent tout à la fois guerriers et médecins, ainsi que nous l'apprend Guy de Chauliac dans sa *Préf. sur la chirurgie.*

On peut dire de cette grande guerre, ce qu'on peut dire de toutes celles que l'histoire permet d'analyser dans leurs conséquences. Les peuples envahisseurs rentrèrent dans leur patrie avec des idées toutes nouvelles, avec des notions jusque-là vagues et incertaines, et avec ce ferment de libre examen qui devait rompre la chaîne que l'esprit monastique avait jetée sur toutes les questions soumises à la discussion.

Les chevaliers partis avec l'esprit de discipline et la foi aveugle reviennent avec des idées plus larges et, comme on dirait de nos jours, plus libérales. Tel fut Pierre de Abano, à la fois scolastique et médecin. Il y eut alors des fanatiques d'Aristote et des Arabistes de grand mérite comme Atkermann.

Guy de Chauliac régénéra la chirurgie, et la période qui vit les grandes disputes de Thomas d'Aquin, de Gilbert l'Anglais, de Thaddeus le Florentin, fut une période d'incubation qui prépara la séparation de la science et de la discipline sévère des moines.

Le mouvement intellectuel éclata sur plusieurs points à la fois.

Si nous consultons l'*Histoire des Souverains du Magreb*, par Roud el Kartas (Annales de la ville de Fès), nous y trouvons des passages précieux sur la marche des sciences et des lettres chez les Maures jusqu'au dernier moment de leur domination en Espagne.

« En 720 (1320 ap. J.-C.), l'émir Abou Saïd fit con-« struire la grande académie de Fès-el-Djedid et y éta-« blit des tholbas pour lire le Koran, et des docteurs « pour étudier les sciences, en accordant à tous l'entre-« tien et des traitements mensuels. Il dota cet établis-« sement du quart des revenus des récoltes, et tout « cela pour l'amour du Dieu Très-Haut et dans le but « de mériter les grandes récompenses.

« En 721, l'émir Abou el Hassan ben Abou Youssef « ben Abd el Hakk fit bâtir l'académie située au mid « de la mosquée El-Andalous. »

Parmi les conditions du traité de paix signé entre le roi don Sanche et l'émir Abou Youssef, se trouve une clause qui prouve la sollicitude des souverains du Magreb pour les œuvres scientifiques.

« L'émir renvoya Sancho dans son pays en lui don-« nant ordre (que Dieu lui fasse miséricorde!) de lui « expédier tous les livres arabes qui se trouveraient « dans les mains des chrétiens et des juifs dans ses États, « et Sancho lui envoya treize charges composées de « korans, de commentaires, d'ouvrages de doctrines « spéciales, de philologie, de grammaire et de littéra-« ture arabe et autres. L'émir des musulmans envoya « tous ces livres à Fès et les fit déposer, pour l'usage « des étudiants, dans l'école qu'il avait fait bâtir par « la grâce de Dieu et sa générosité. »

Nous voici parvenus au quatorzième siècle sans qu'on puisse constater une interruption dans le mouvement scientifique; au quatorzième siècle, c'est-à-dire à l'époque de la Renaissance !

La guerre des croisades avait fait pénétrer en Europe, par l'entreprise des ordres religieux voués au soulagement des malades et des blessés, les connaissances puisées en Orient.

A partir de cette époque, le silence semble se faire dans le nord de l'Afrique ; la piraterie infeste la Méditerranée, les relations deviennent plus rares, l'effroi gagne les populations chrétiennes qui bordent le rivage de cette mer, que parcouraient en sûreté les flottes commerçantes depuis Byzance jusqu'aux colonnes d'Hercule. Les pirates du Riff ont remplacé les pirates de Cilicie.

Pendant qu'en Europe l'esprit humain s'élève sans relâche, à partir du quinzième siècle jusqu'à nos jours, un phénomène inverse se produit en Orient. Le culte des arts, des sciences et de la médecine est abandonné. On eût dit que le mouvement intellectuel observé chez les Arabes y avait pénétré grâce à la puissance magique exercée par la Grèce sur toutes les contrées qui avaient eu des communications avec elle. Alors que Rome ne laissait chez les peuples qu'elle soumettait qu'un souvenir de rapine et de force brutale assouvie, la Grèce y laissait ce cachet ineffaçable qu'il n'appartient qu'aux arts, aux lettres et aux sciences de communiquer... l'éducation !

Le temps a achevé l'œuvre de destruction, et de toutes les splendeurs de l'antiquité, il ne restait, au moment où la France reliait, par la conquête de l'Algérie, le monde ancien au monde nouveau, que des épaves enfouies sous un sol rendu infécond par l'indifférence de populations descendues au dernier degré d'abaissement.

Des connaissances transmises par les savants médecins arabes il ne reste que peu de chose ; la médecine n'est plus qu'une application grossière des plantes connues de toute antiquité ; la chirurgie n'a conservé aucun caractère scientifique ; la sorcellerie et la magie ont repris un empire considérable dans les tribus indigènes ; des pratiques criminelles et honteuses restent l'apanage de quelques médicastres que l'Arabe crédule décore du titre de marabouts.

Une dernière réflexion doit compléter ce rapide exposé de la marche de la science dans le nord de l'Afrique. — Les Arabes sont les descendants des philosophes grecs. Rome leur a tout pris, elle ne leur a rien donné au point de vue scientifique. — Les peuples qui occupaient l'empire de Carthage réagissaient évidemment contre la domination morale romaine, ne pouvant d'ailleurs se soustraire à la domination matérielle.

Nous avons donc à constater la distance immense qui sépare les disciples des maîtres, Platon et Galien d'Ebn-Zohr et d'Ebn-Zornh.

Dans toute l'étendue de l'empire soumis aux lois de Mahomet, la décadence, pour avoir été lente, n'en a pas moins été progressive.

Tandis qu'après un certain temps d'hésitation, de répugnance même, le christianisme a fouillé bien avant dans les ruines des cités antiques, pour en exhumer les moindres souvenirs, l'islamisme a manifesté la plus profonde indifférence et laissé péricliter tout son état social. — Aussi ne pourrait-on pas citer aujourd'hui, en pays musulman, une seule école où soient enseignés des préceptes qui puissent subir le contrôle d'une analyse sérieuse.

Tout est à reconstituer au point de vue scientifique.

La France s'est placée au centre du nord de l'Afrique comme un phare qui doit éclairer tout ce continent. Elle a rendu au monde civilisé un immense service en purgeant le bassin de la Méditerranée de la piraterie ; il lui reste à remplir une tâche bien glorieuse, c'est d'amener à la civilisation, au progrès, des populations tombées dans la barbarie. Il faut qu'elle choisisse entre l'héritage de Rome et l'héritage de la Grèce ; le choix n'est pas douteux, la domination morale étant la seule porte de salut, autant pour le vainqueur que pour le vaincu !

Il nous semble, d'ailleurs, que le problème n'offre plus les mêmes difficultés. La question de domination matérielle est résolue, et la résistance opposée par le fanatisme oriental à la pénétration de la civilisation européenne n'a point le même degré d'intensité. Ne voyons-nous pas la Turquie, l'Égypte, faire appel aux savants de l'Europe pour régénérer leur pays ?

La pensée vient de l'Occident, elle pèse de tout son poids sur les destinées futures de l'Orient. L'islamisme attend une réforme qui permette aux fidèles croyants de mettre d'accord leur conscience avec la marche de la société humaine et avec le progrès.

Cette réforme peut pénétrer dans les esprits, et, pour ainsi dire, dans la conscience des Orientaux, par l'instruction.

Les insurrections, quelle que soit leur importance, n'arrêteront pas le mouvement. La Turquie ne reconnaît ni celles qui ont lieu en Algérie, ni celles qui désolent le Maroc et la Tunisie ; elle reste dans une somnolence dont rien ne peut la tirer. Le pouvoir spirituel du Sultan a fait son temps, et les peuples sont, malgré toutes les excitations fanatiques, poussés les uns vers les autres par la communion des intérêts matériels.

Je répudie, quant à moi, hautement l'héritage de Rome, c'est-à-dire le culte de la force appliquée aux peuples conquis, parce que rien ne sort de l'application de pareils principes, si ce n'est la démoralisation de l'oppresseur et la ruine de l'opprimé.

Je crois qu'il est temps qu'un vent nouveau souffle sur le nord de l'Afrique et qu'un esprit vivifiant ressuscite les populations, pour les aider à secouer le manteau de plomb qui les étouffe depuis vingt siècles.

II

LA TRADITION GRECQUE.

Ce qui se passe en ce moment à propos de l'Algérie nous confirme pleinement dans l'opinion que nous nous sommes faite de ce pays et du peuple qui l'habite.

Deux systèmes se le disputent avec un acharnement qui serait digne d'une attention sérieuse, s'il ne se mêlait, à l'intérêt que soulève le débat, une pitié profonde pour tous les acteurs et surtout pour l'objet en litige.

Les uns veulent gouverner militairement le peuple arabe et copier la domination romaine.

Les autres veulent agrandir le champ de l'activité française, pénétrer les nations d'Orient par la civilisation, et ramener à la communion européenne la fraction du peuple arabe qui est soumise à notre domination. Ce qui revient à dire que les premiers reconnaissent d'enthousiasme l'héritage de Rome et proposent d'appliquer à la colonie le système d'oppression qui a pesé sur l'Afrique septentrionale pendant quatre cents ans ; — les seconds, au contraire, croient que l'immobilisme des populations orientales doit être attaqué de front et qu'il est temps de remplacer l'action de la force par celle de l'intelligence. Ceux-ci répudient l'héritage de Rome et reviennent à la tradition grecque.

Il nous a paru opportun de consacrer un chapitre à cette question, et, quelle que soit la solution qui sorte de ce grand débat, de ne point dissimuler notre pensée.

Il y va de l'intérêt de la France, du peuple arabe, et des nations qui assistent à nos efforts, car toutes, sans exception, sont solidaires dans cette question.

Le rôle de la France consiste-t-il à copier servilement ce que Rome institua dans ses possessions africaines? Nous ne le pensons pas.

La France est la petite-fille d'Athènes, elle a eu sa période romaine, de courte durée et de triste quoique glorieuse mémoire. De 1804 à 1813 elle a renouvelé la grande comédie de Sylla, de Marius, de César, de Pompée et d'Auguste. Un seul empereur a parcouru en quinze années autant de terrain que les légions romaines en avaient parcouru en un siècle.

Il nous est resté de ce grand drame l'habitude du despotisme et le douloureux souvenir de l'invasion étrangère.

Après cette pénible expérience, la France est rentrée dans sa tradition, dans son génie propre, elle est redevenue la petite-fille de la Grèce.

Le second empire a voulu rompre avec cette tradition et nous jeter dans les expéditions sans but, comme celle du Mexique; dans les folles entreprises dynastiques, et la fatale issue de la grande guerre que la France a eu à soutenir et dont elle reste la victime, nous prouve que les peuples comme les individualités ne peuvent, sans danger, échapper à leur destinée ni rompre avec leurs traditions. On peut dire encore qu'un seul empereur a fait, en vingt ans, descendre son pays à un niveau que les empereurs de la décadence avaient mis trois siècles à atteindre.

Si la France a donné au monde entier ce terrible spectacle, il doit lui rester comme fruit de son expérience la conviction qu'elle était sortie de son rôle, et elle doit tout faire pour y rentrer irrévocablement.

L'Algérie lui reste, entière, soumise et désarmée, j'oserai dire appauvrie et incapable de se relever si le système de gouvernement qui la dirigera ne vient pas lui imprimer une activité nouvelle. Le régime militaire, quelle que soit la forme qu'il ait empruntée, a fait son œuvre, nous allions dire son temps, la domination n'est plus douteuse. Les populations arabes sont là, désarmées, vaincues et, pour ainsi dire, à la merci du vainqueur.

Leur appliquer la loi sommaire de la domination armée, l'état de siége en permanence, c'est leur donner le droit d'espérer une revanche ; c'est consacrer de légitimes aspirations vers une autonomie qu'il est de l'intérêt de la France de détruire : qu'on nous permette de le dire, c'est lorsque le faisceau est brisé qu'il faut savoir en diperser les débris, et qu'il faut remplacer des institutions surannées et condamnées, par des institutions vivaces et de nature à modifier le caractère des populations abattues.

Pendant la période militante, qui a duré quarante années, on a pu douter de la possibilité de vaincre les résistances de la race arabe; on a pu croire qu'elle viendrait d'elle-même se ranger sous la bannière de la civilisation; l'expérience a prononcé et nous a démontré que cette race est aujourd'hui ce qu'elle fut sous Bocchus, sous Annibal, sous Jugurtha et sous les Juba; une race qui puise sa cohésion dans les tergiversations et la faiblesse du vainqueur.

Rome n'a jamais songé à autre chose qu'à asseoir sa domination; ses moyens d'action avaient une grandeur que le despotisme des Césars modernes a su faire miroiter dans l'imagination des peuples qu'ils entraînaient au combat; c'était, en résumé, l'exploitation, par la force, des peuples vaincus; c'était leur servage et leur affaiblissement progressif.

Qui oserait soutenir, l'histoire à la main, que, sous la domination des empereurs, l'Afrique du nord était plus florissante qu'elle ne le fut sous la domination de Carthage?

Que la France parvienne à établir cette domination, sans se préoccuper de l'éducation du peuple arabe, et elle n'aura été qu'une pâle copiste d'un système de gouvernement dont les conséquences furent aussi désastreuses.

La haine que Rome inspirait se lit dans les ruines que l'on rencontre à chaque pas.

Elle était peu soucieuse de la moralité de ses généraux, et, pourvu que les triomphateurs inondassent les rues de Rome des dépouilles du peuple vaincu et égorgé, elle n'avait aucune préoccupation de l'avenir; on peut dire d'elle ce que le grand satirique disait de Messaline :

Lassata..... non satiata...

Après les nations grecques et asiatiques, après l'Égypte, vinrent le nord de l'Afrique et l'Espagne, puis les Germains et la Gaule : elle était toujours ardente dans ses désirs, jamais assouvie.

Il existait alors entre les peuples conquis et Rome un trait d'union, une cause de rapprochement qui n'existe plus aujourd'hui et qui a été détruite par l'Islamisme.

Les Égyptiens, les Carthaginois et les peuples qui bordaient la Méditerranée avaient puisé, dans leur contact avec la Grèce, le culte des arts et des sciences; Rome était devenue le grand musée artistique du monde entier. — Ne produisant pas elle-même, elle étalait aux yeux de tous les immenses richesses qu'elle ravissait aux vaincus. — Ses généraux se faisaient pardonner leurs exactions en la dotant d'une part de butin qui flattait ses passions égoïstes et son ambition.

L'Islamisme, en détruisant cette partie de la tradition des peuples d'Orient, en anéantissant ces facultés dans le cerveau des croyants, a creusé un abîme entre eux et la civilisation moderne.

Ce grand empire que Mahomet avait unifié par le

Koran, est en pleine dissolution ; et ce qui le prouve surabondamment, c'est que les insurrections qui, allumées au moyen âge sur un point quelconque de l'Orient, auraient vu accourir toutes les populations soumises aux lois de l'Islamisme, les trouvent aujourd'hui désunies, hésitantes, si bien qu'en fin de compte, elles s'éteignent dans les convulsions d'une agonie qui est limitée à des fractions infiniment restreintes de la race indigène.

Pendant cinq siècles nous constatons que, malgré cette cause d'union entre Rome et les peuples soumis, des efforts constants ont été tentés pour secouer un joug odieux.

Il faut bien faire ressortir les raisons de cette résistance à outrance, qui menacerait notre stabilité et notre avenir si, par un aveuglement systématique, nous retombions dans les mêmes errements.

La domination de Rome fut toute matérielle, elle fut spoliatrice et oppressive : elle ne pouvait pas durer.

La domination française, jusqu'à ce jour, a été toute matérielle et a été calquée sur celle des Romains, elle a moins encore que celle-ci des chances de durée. Cela est si vrai, que si les Arabes, au lieu de s'insurger par fractions et au mois de février seulement, s'étaient levés comme un seul homme, au mois de décembre, alors que toute l'attention de la France était concentrée sur le siége de Paris, c'en était fait de la population européenne coloniale, c'en était fait de tous les centres importants de l'intérieur, tout était remis en question au point de vue de la domination.

Il est évident que nous sommes dans une voie fausse, tant que nous restons dans ce domaine de la prépondérance armée, dégagée de la force morale que donne la colonisation.

Lorsqu'on étudie un peu attentivement les mœurs des tribus indigènes dans l'antiquité, on y trouve une similitude frappante avec leur état social actuel.

Les Massaliens (habitants de la province de Constantine et d'une partie de la province d'Alger),

Les Massassiliens (habitants d'une partie de la province d'Alger et de la province d'Oran),

Les Gétules ou indigènes du sud, populations remuantes et flottantes du Tell qui, selon les besoins, s'enfonçaient dans le désert ou réapparaissaient pour fondre sur leurs ennemis,

Telles étaient les fractions de populations qui occupaient le territoire algérien, obéissant à des chefs qui avaient, avec Abd-el-Kader, Bou Mezrag et Bou ben Daoud, la plus complète ressemblance.

Les Romains avaient renoncé à les assimiler et s'étaient contentés de les laisser gouverner par leurs grands chefs de clan, favorisant d'ailleurs la division entre ces chefs et les opposant les uns aux autres dans les grandes occasions. C'est ainsi que Jugurtha, après avoir assassiné ses propres neveux pour régner à leur place, fut lui-même livré par son propre beau-père, que les Romains avaient fini par gagner.

Depuis quarante ans, que fait-on en Algérie ? pas autre chose que ce qu'on faisait sous Paul-Émile. Dans la province d'Oran, on lutte contre la famille de Si

Hamza, famille puissante et dont les ramifications s'étendent partout dans les oasis. Pour la neutraliser, à Géryville, d'où on l'a chassée, on y a installé un arrière-petit-cousin, dans l'espoir de créer une diversion dans l'esprit des Arabes attachés au sol.

Les anciens avaient une haute idée de ce que peut la corruption dans le gouvernement des peuples, et nous sommes aujourd'hui trop amis des préceptes des anciens pour ne point les appliquer comme ils le savaient faire.

Les chefs vaincus se réfugiaient chez les Gétules, puis, de là, ils revenaient en force et recommençaient la lutte; c'est ce que fit Jugurtha jusqu'à ce qu'il fût livré par Bocchus, c'est ce qu'ils font aujourd'hui.

L'institution des bureaux arabes a été à la fois mal comprise et mal servie.

C'est une congrégation morte, et nous n'avons pas à en exhumer les titres, ni à lui jeter un blâme que les événements se sont chargés de lui prodiguer.

Toutes les fois que vous mettrez des militaires dans l'obligation de refaire leur éducation et, sans préliminaires, de lutter de ruse, de finesse et presque d'astuce avec une race qui, depuis des siècles, fait une étude particulière de ces tristes défauts de l'espèce humaine, vous les troublerez, vous les jetterez dans un milieu défavorable au développement de leur caractère.

C'est ce qui est arrivé à la majeure partie des officiers qui sont entrés dans les bureaux arabes. Ils s'y sentaient mal à l'aise, et, quelle que fût leur trempe, ils sentaient qu'ils vivaient là dans une atmosphère viciée.

Les chefs arabes, pour conserver le *droit de tondre la bête*, c'est-à-dire le droit seigneurial exorbitant de ne rien faire et d'absorber le travail de leurs vassaux, tentaient sans cesse l'imagination de ces jeunes hommes qui luttaient dans l'isolement contre les passions contenues et le sentiment du devoir. D'une manière générale, les hommes sont restés purs ; à part quelques exceptions déplorables et très-connues, l'honneur du drapeau est resté sauf.

Qui pourrait pourtant nier que de ces rapports entre des chefs arabes administrant mal et d'une manière louche, des populations moutonnières, et de jeunes officiers dont les tendances devaient forcément se modifier et dont l'éducation devait subir une fâcheuse empreinte, il ne soit né une opinion défavorable à l'institution ?

C'est ce qui est arrivé, et c'était fatal. Il nous semble entendre la voix de Cicéron s'élevant contre Verrès, et contre ce qu'on appelait, à Rome, l'intendance d'Afrique.

Le grand procès que Cicéron soutenait contre les exactions qui avaient lieu dans les colonies romaines nous offre un côté très-instructif et qui mérite d'autant mieux notre attention, qu'il s'agit, à l'heure présente, d'opter entre la méthode gouvernementale suivie par Rome, et des tendances nouvelles, en harmonie avec le génie du peuple conquérant.

La France n'a point en Afrique les mêmes intérêts qu'y avait Rome, elle ne joue point vis-à-vis des nations de l'Europe le même rôle. Sa prépondérance, son prestige ne tiennent point à la force armée dont elle dispose, mais bien à sa suprématie intellectuelle, à son génie industriel et artistique. Cette domination est éternelle, et le sort des combats vînt-il à lui être encore fatal, qu'il ne dépendrait d'aucune puissance de la ravaler au rang de nation déchue. — Elle régnera à travers les siècles comme la Grèce règne encore sur les esprits !

Nous voulons accorder qu'il a fallu quarante années pour assurer la domination, pour vaincre toutes les résistances, pour démontrer au peuple arabe l'inanité de ses efforts; nous accorderons même que, pendant le règne despotique de Napoléon III, il eût été illogique de ne pas copier Rome et de ne point appliquer sans discussion la loi du militarisme à la population indigène ; mais, de l'aveu même de ce gouvernement qui tenait sa botte sur la poitrine de la France, tout ce système n'était que provisoire, et l'heure de l'émancipation devait sonner un jour pour l'Algérie.

Ce provisoire, l'empire avait le suprême talent de le maintenir en France comme en Algérie. Il lassait les désirs et finissait par énerver les plus ardents défenseurs de la liberté; mais aujourd'hui, le gouvernement français serait inexcusable de laisser péricliter la colonie et de lui imposer des institutions qui froissent la dignité du peuple vaincu et qui prouveraient la faiblesse et l'ineptie du gouvernement de la métropole.

Le grand cheval de bataille des partisans du militarisme, c'est d'abord le respect du contrat passé entre la France en 1830 et les populations indigènes ; c'est ensuite le respect qu'on doit au Koran, qui est à la fois la loi religieuse et la loi civile des musulmans.

Le contrat passé en 1830 a été déchiré par les Arabes eux-mêmes, et le sang des colons de Palestro et des malheureuses victimes de l'insurrection de 1870 est là pour en témoigner devant l'histoire.

La France ne doit plus rien au peuple arabe, et elle est libre de ne songer qu'à ses propres intérêts. Mais en supposant qu'elle obéisse encore à l'esprit chevaleresque qui l'a toujours animée, même après ses victoires, elle doit se préoccuper de rapprocher d'elle des populations que la guerre laisse misérables, impuissantes et désarmées à sa discrétion.

Le respect dû au Koran, invoqué par les casuistes de la domination par la force, n'est pas sérieux.

Nous avons dit que l'Orient tout entier attendait sa grande réforme. Ou il faut nier le grand mouvement philosophique accompli depuis le seizième siècle, ou bien il faut le propager chez les peuples que des législateurs ont enchaînés par une discipline systématique.

Le Koran doit être respecté dans sa formule de conscience, c'est-à-dire dans l'exposé des rapports de l'homme à Dieu. Il n'est pas obligatoire pour nous de le respecter dans sa formule sociale, c'est-à-dire dans les rapports d'homme à homme, de nation à nation.

Lorsque Mahomet l'imposa aux populations vaincues, il se trouvait en présence de traditions chrétiennes ou païennes, c'était une constitution perfectible comme toutes les constitutions, qui avait l'avantage, par l'unification des peuples, de permettre aux peuples soumis à la loi commune de résister à la désagrégation qui frappait l'empire romain.

L'Islamisme a maintenu les populations d'Orient pendant douze cents ans dans un état d'infériorité relative et, pendant ce long sommeil, les peuples du Nord, ceux qu'on appelait les Barbares, sont parvenus à un état social qui contraste avec celui des sectateurs de Mahomet.

Jamais dans l'histoire on ne vit un spectacle pareil à celui qu'a offert l'Islamisme. — Depuis trois cents ans, il est reconnu que c'est un vieil édifice qui croule, et les puissances qui auraient intérêt à en recueillir les épaves s'entendent au contraire pour l'étayer et le maintenir. C'est à qui pénétrera ce vieux monde de son influence pour l'exploiter au point de vue matériel; mais, spectacle profondément attristant, il n'est pas une des nations qui lui servent d'appui qui songe à le modifier et à lui inculquer la réforme qui pourrait le sauver.

Si l'éducation des peuples était faite, l'empire ottoman s'écroulerait.

Nul ne songera à priver le musulman de sa formule de conscience, mais aucune puissance n'interviendrait si un réformateur de la taille de Luther ou de Calvin faisait pénétrer dans l'esprit de ses coreligionnaires l'idée qu'il est temps de secouer le joug de la discipline sociale et d'aller au-devant des libres aspirations de la société européenne.

Si ce réformateur disait : « Le Koran me défend d'invoquer l'art pour représenter des êtres humains, pour fixer sur la toile les phases de mon histoire, pour continuer l'œuvre de Phidias et de Praxitèle dont je suis le descendant.

« Je veux être artiste !

« Le Koran me permet la promiscuité. — J'ai le droit de prendre plusieurs femmes et de satisfaire toutes mes passions, tous mes caprices; le droit de m'énerver et d'éteindre toutes mes facultés en moitié moins de temps qu'un Européen n'en met à user les siennes.

« Je repousse cette liberté et je me range sous la loi du mariage, telle que l'entendent les peuples qui ont compris l'égalité de l'homme et de la femme, et qui ont assuré l'avenir de leurs enfants et la pureté de leur descendance. Je répudie cette partie du Koran... et j'accepte la règle, la discipline de la loi française !

« Le Koran règle les conditions dans lesquelles je devrais user de la fortune, il rend mon capital improductif en m'obligeant à ne point prêter à intérêt. Je suis, de par ma foi religieuse, condamné à descendre l'échelle de Jacob, tandis que les autres peuples la monteront sans cesse. Ma foi me condamne à périr de faim, d'inanition et à laisser périr ma famille, parce qu'il m'est interdit de constituer la réserve, l'épargne si nécessaire aux temps où la nature inclémente frappe la terre de stérilité.

« Je répudie le Koran dans ce qu'il a d'attentatoire à ma prospérité matérielle, et j'entre dans la communion d'intérêts avec les Européens. Au lieu d'enfouir mon argent, je le verserai dans les sociétés industrielles qui réalisent aujourd'hui de si grandes choses et qui répandent sur la terre la semence fertilisante qui en décuple la valeur !

« Le Koran me fait un mérite de la haine de mes semblables, un devoir du crime.

« Les hommes sont tous frères, ils ne doivent ni se haïr, ni s'entre-tuer ; je déposerai mes inimitiés au seuil de ma maison, j'y recevrai l'étranger quelle que soit sa manière d'adorer Dieu, et je romprai avec lui le pain de la fraternité ! »

Le sectateur de Mahomet qui arborerait hardiment ces idées, serait à coup sûr le plus grand réformateur qu'eût vu l'Islamisme depuis douze cents ans, et pourtant ces idées-là courent le monde et ne sont point du domaine de l'abstraction ou de l'illuminisme.

Depuis quarante ans, on nous fait miroiter le respect des traditions comme une muraille de la Chine impénétrable à l'action gouvernementale de l'Algérie.

Le droit des sociétés modernes, c'est la transformation progressive des institutions. Les tergiversations sont fatales au peuple arabe, parce qu'elles l'entretiennent dans une illusion perpétuelle sur ses propres droits.

Les conquêtes ont aussi leur droit, parfaitement défini par les codes du peuple victorieux, et l'assimilation n'est, après tout, que la conséquence de la prise de possession.

Celui qui a conquis possède, et celui qui possède a

le droit de transformer et d'approprier à son usage la chose conquise. Plus on retarde cette transformation, plus on retarde le progrès. Il arrive un moment où le peuple conquis souffre dans ses intérêts moraux et matériels et où on le voit s'éteindre dans le marasme. Veut-on laisser la race arabe s'éteindre et s'anéantir? il vaut mieux l'avouer hautement. Ou bien veut-on lui tendre la main et l'aider à se relever de la décrépitude où elle gémit? oh! alors, qu'on se hâte, pour l'honorabilité même de la conquête.

C'est par l'école, par les gymnases, que la Grèce avait conquis tous les peuples de la Méditerranée. La domination romaine, celle des Vandales, celle plus lourde et plus dissolvante de l'Islamisme ne sont point parvenues à faire disparaître le prestige que les philosophes, les artistes et les savants de la Grèce avaient acquis.

Ce n'est que dans des esprits étroits que peut naître l'idée de régler les conditions sociales futures de l'Algérie, sans tenir compte de la race arabe, et ce serait une œuvre anti-humanitaire que de rêver l'anéantissement d'une population qui, relevée et émancipée, peut être l'avant-garde de la civilisation en Orient et au cœur de l'Afrique.

L'infériorité du peuple arabe, ses efforts constants pour reconquérir sa liberté doivent être un stimulant pour le vainqueur et l'animer du désir de modifier sa condition sociale et ses tendances.

Nulle part, peut-être, l'instruction obligatoire ne devrait être appliquée avec plus de sévérité et de rigueur qu'en Algérie.

La langue arabe ne se prête ni à la démonstration scientifique, ni à la discussion philosophique ; c'est à l'étude de la langue française que les enfants arabes doivent être forcés de s'appliquer ; car elle résume merveilleusement les combinaisons des langues mortes qui permettent d'acquérir les connaissances indispensables à l'homme pour s'élever dans la hiérarchie sociale.

Il n'y a de salut pour les indigènes que dans l'application rigoureuse des lois sur l'instruction publique, car c'est seulement par l'enfance que peut commencer la transformation sociale que la France veut entreprendre.

Je voudrais voir conduire les enfants *militairement* à l'école ; c'est le seul usage que je voudrais faire du militarisme en Algérie.

Lorsque, par la pensée, on pénètre cette grave question de la véritable domination en Algérie, et qu'on se reporte à une époque peu éloignée de nous, où des généraux, ayant de pleins pouvoirs et chargés de préparer l'esprit de la population arabe à l'assimilation avec la France, n'avaient d'autre préoccupation que de mettre obstacle à toute communion entre les indigènes et les Français, on se demande jusqu'à quel degré d'abaissement était tombé leur sens moral ; on se demande à quel triste mot d'ordre ils obéissaient, à quelle conspiration ils appartenaient ; et l'esprit recule épouvanté, parce qu'il ne voit que trop clairement, à travers ce dédale de mesures restrictives, de mensonges habilement dissimulés dans des rapports officiels, que la corruption avait gangrené les institutions et que l'échafaudage du militarisme devait crouler pour l'honneur même de ceux qui avaient mission d'en faire usage et en vue de l'intérêt des indigènes.

L'émancipation de la race arabe doit être l'objectif constant des efforts qui vont être tentés. — Elle doit être le corollaire de l'abandon du système de domination emprunté aux Romains, et elle doit être complète et rapide.

Il faut accepter la logique des révolutions sociales qui se sont accomplies en Europe, sous peine d'aveu d'impuissance. — La guerre des croisades fut une tentative de rénovation qui devait avorter, car elle n'avait que les droits de la guerre pour consolider son œuvre; c'était un fanatisme qui luttait contre un fanatisme. — Les peuples qui l'avaient entreprise étaient, sous bien des rapports, inférieurs à ceux qu'ils allaient combattre. La Réforme du seizième siècle a mis au cœur des nations de l'Europe des notions du droit de la conscience qui modifient profondément les termes de la lutte. La Révolution française a complété l'éducation que la philosophie avait commencée. Il n'est plus permis, sans renier un passé qui fait notre grandeur et notre gloire, de laisser croupir dans le fatalisme, l'ignorance et la misère, une race que ses traditions et l'abandon dans lequel elle est tombée condamnent à périr.

Le régime féodal lui est appliqué par ses chefs, avec une rigueur capable d'inspirer de la pitié à ceux-là mêmes qui n'auraient aucun intérêt direct à la transformation des institutions qui régissent la race arabe. Dans tous les cas, la vue d'un pareil abus de la domination féodale soulève le cœur d'indignation, lorsqu'on pense que depuis quarante ans la presse réclame vainement la déchéance des chefs indigènes, et l'application à leurs serfs des principes libéraux qui, seuls, peuvent les rattacher à la famille française.

L'état social de l'Arabe le condamne à la haine de la France, à l'isolement, à la misère, à l'anéantissement progressif.

Quoi qu'on fasse pour lui, ce sera toujours une amélioration réalisée à son profit, et il n'est personne qui, après avoir quelque temps étudié le mécanisme des relations de la tribu avec notre gouvernement, ne soupire après des réformes sans lesquelles tout doit sombrer.

L'école et encore l'école! tel est le cri qui s'échappe de toutes les consciences, tel est le besoin impérieux qui se révèle à tous ceux qui veulent sincèrement la prospérité de l'Algérie.

III

PHYSIOLOGIE DES INDIGÈNES. — LES VILLES. — LA TENTE. — LE DOUAR.

Les races humaines que l'on trouve sur le sol algérien offrent le plus étrange comme le plus instructif sujet d'étude. Au point où en est arrivée la question de colonisation, il ne saurait être indifférent de pénétrer le mystère des origines, et de se rendre un compte exact de l'aptitude que l'Européen peut avoir à prendre possession d'une contrée si riche et si vaste, sans que les intérêts des indigènes soient compromis.

Le rôle de l'écrivain ne consiste pas à satisfaire simplement la curiosité du lecteur, il faut qu'il apporte à la solution d'un problème son contingent de preuves. Si le climat était un obstacle insurmontable à l'établissement et à la durée des races européennes, il faudrait abandonner l'espoir de coloniser. — Si, au contraire, nous démontrons, ce qui sera facile, que les races du Nord s'adaptent parfaitement au climat du nord de l'Afrique et y prospèrent sans difficulté, nous aurons rendu quelque service à une cause qui, en ce moment surtout, agite tous les esprits.

Cette étude ne peut guère être faite que par les hommes voués par leur profession à l'observation constante des phénomènes physiologiques que présentent les races.

Si, après quarante années de luttes de l'homme contre l'homme, de l'homme contre les intempéries, du travailleur contre la terre, il n'existait encore une sorte d'incertitude dans les esprits, nous n'aurions point essayé une démonstration aussi pénible qu'ingrate.

Mais il nous a paru que, dans les hautes régions scientifiques et administratives, on conservait encore des doutes; or le doute, c'est l'hésitation, c'est le marasme, c'est la mort.

Un médecin militaire très-distingué, M. le docteur Bonnafont, vient de faire paraître un opuscule fort intéressant sur l'*Acclimatation des Européens en Afrique*.

Il démontre par l'histoire que l'Algérie a possédé, à diverses époques, une population composée d'éléments hétérogènes, qui a été très-florissante. L'histoire tout entière lui fournit des arguments irréfutables; mais ce qui lui en aurait fourni bien davantage, c'est l'étude approfondie de ce qui se passe en Algérie depuis quarante ans, dans les villes ou villages où sont appliquées les saines lois de l'hygiène.

Il est un grand fait qui domine toute l'observation pathologique du nord de l'Afrique; c'est qu'il n'existe sur ce rivage et jusqu'à une profondeur de plus de cent lieues de la côte, aucune maladie spéciale qui soit de nature à éprouver l'Européen et à jeter une perturbation profonde dans son organisme.

La fièvre jaune, le vomito negro, les affections mortelles du foie, qui rendent les contrées placées au centre du globe presque inaccessibles aux races de l'Europe, n'existent point en Algérie, ni dans le Maroc ni dans la Tunisie.

La lutte contre cette fatale pierre de touche constitue un des plus grands obstacles à la colonisation d'une contrée, et peut faire naître l'hésitation chez les immigrants. Or, en Algérie, nous n'avons rien de semblable à constater.

S'il existe des nuances dans la constitution physique des indigènes qui autorisent à leur consacrer une étude spéciale, elles ne sont point assez tranchées pour que nous ayons à les invoquer dans la question que nous allons tenter de résoudre.

Les différences de constitutions sont le résultat de l'éducation, au moins des conditions hygiéniques. Quant à la sensibilité particulière qui prédispose les individus à contracter telle ou telle maladie, on la trouve à un degré à peu près égal chez tous les habitants de l'Algérie, qu'ils soient indigènes ou qu'ils appartiennent à la classe des immigrants.

Il ne saurait donc être indifférent de débarrasser cette étude, utile au lecteur, de la préoccupation qui peut le faire reculer et lui inspirer une répulsion absolue pour l'Algérie.

L'enfant qui naît en Algérie ne devient point *créole*, ce qui veut dire qu'il ne jouit point d'une immunité spéciale contre des maladies à type spécial et propre au pays. Si, par suite d'un séjour prolongé dans la colonie, il peut échapper à certaines prédispositions que l'hérédité aurait rendues fatales pour sa constitution, c'est un bienfait du climat qui ne saurait trop être mis en lumière, mais il n'acquiert aucun pouvoir de réaction contre les influences morbides qui l'entourent.

Sur le sol algérien, nous avons trouvé plusieurs races à type assez tranché pour qu'on doive leur accorder une étude particulière. Ces races, ou ces débris de races, sont assez distincts pour que le physiologiste leur consacre quelques pages.

Ce sont les Arabes proprement dits, habitants de la plaine, du Tell et des régions sahariennes;

Les Kabyles, habitants des montagnes, parlant une langue différente de la langue arabe, ayant des mœurs et des habitudes qui forment le plus étrange contraste avec les mœurs et les coutumes des Arabes ;

Les Maures, qui habitent les villes et qui, dans la hiérarchie sociale, représentent la bourgeoisie parmi les Arabes;

Les Mozabites, qui, après les Maures, représentent l'élément industriel et commerçant des populations indigènes, fraction étrange, qui offre à l'étude le côté le plus instructif et le plus méditatif ;

Les Juifs, que la conquête a trouvés dans une misère profonde et qui, en Algérie, plus que dans toute autre contrée du monde, ont montré ce que pouvait sur une race la libre expansion des facultés naturelles.

L'antipathie la plus profonde règne entre ces diverses fractions du peuple indigène, et elle était bien plus prononcée avant la conquête que de nos jours.

Il y avait entre eux une tension continuelle, qui se manifestait par des guerres et des massacres de tribu à tribu, auxquels a mis fin la protection accordée à tous les indigènes par la domination française.

L'Arabe se redresse fier et imposant quand on lui demande s'il est Kabyle — ce titre est une injure ; — que, par contre, vous demandiez à un Kabyle s'il est Arabe, ses narines se dilatent, son œil s'allume, et il répond avec un geste très-vif : Je suis *Kabyle.*

Le Maure se considère comme le descendant des demi-dieux de l'Olympe musulman; c'est le petit-fils des chevaliers conquérants qui soumirent l'Espagne et une partie de la France. Il n'est pas une famille maure qui ne possède la clef de son palais de Grenade ou du royaume de Valence. Il professe un souverain dédain pour les races de l'intérieur, et, fier de sa généalogie, il meurt et s'éteint sous l'étreinte de la misère, sans laisser s'amoindrir son caractère et sans pactiser avec les avances que la civilisation lui fait.

Le Mozabite est le type le plus accompli des peuplades qui émigrent loin de leur sol natal pour aller faire fortune. Il reste au milieu de nous inoffensif, modeste, laborieux, fidèle à ses traditions et à ses mœurs; courageux par nature, sobre par tempérament, âpre au travail et d'une économie qui rendrait jaloux le plus intrépide Auvergnat et le plus intéressé des Savoyards, auxquels il ressemble par tant de facettes.

Le Juif est en Algérie ce qu'il est partout, une race à part, d'une intelligence précoce et appliquée aux intérêts matériels de la vie; pusillanime par éducation ;

hardi dans les conceptions commerciales et dans les transactions mercantiles, très-près de la civilisation et possédant par tradition un grand amour de la famille; simple de caractère, préparé dès l'enfance à biaiser avec les difficultés de la vie, mais au fond rigide et plein d'opiniâtreté et conservant au milieu des richesses une humilité d'existence à laquelle l'ont habitué l'oppression et le servage. La fortune l'attire tout entier, elle ne le grise jamais.

Il n'est pas indifférent de classer par ordre d'importance ces diverses fractions des races indigènes.

Au point de vue de la résistance à l'établissement de notre domination, il faut placer l'Arabe au premier rang; il est le nombre, il est la force. Au second rang se place le Kabyle, race de montagne, courageuse, fière et soucieuse de son indépendance. Les Arabes ne les ont jamais soumis complétement, et n'ont exercé sur eux qu'un droit de suzeraineté contesté à travers les siècles. Ils leur ont imposé le Koran, mais n'ont pas détruit leurs institutions, calquées sur celles des Romains.

Les Maures habitent les villes et contrastent avec les Arabes par leurs mœurs, par leur tendance vers l'industriel et par un amour du bien-être qui les rapproche des peuples civilisés. Ils ont le caractère passif et ne participent que de cœur aux insurrections qui désolent l'Algérie périodiquement.

Les Mozabites, peu estimés des Arabes et des Kabyles, semblent, par leurs habitudes et par leur esprit mercantile, n'être qu'une race de transition entre les

Arabes et les Juifs; on le sent aux épithètes mal sonnantes dont ils sont qualifiés par leurs coreligionnaires.

Les Juifs sont peu nombreux dans les tribus, c'est à peine si quelques-uns se risquent à aller trafiquer au milieu des populations indigènes; par contre, ils sont très-répandus dans les villes, où ils ont accaparé le commerce avec un rare bonheur, et où ils ont réalisé des fortunes fabuleuses.

Si, considérant l'importance acquise par ces diverses races, on veut les étudier au point de vue de l'état social, il faut renverser les termes.

A notre avis, c'est le Juif qui a la prépondérance et qui possède l'état social le plus avancé. Nous l'avons dit, c'est lui qui est le plus rapproché de la civilisation.

Après lui, c'est le Mozabite, qui a été trop peu étudié dans ses rapports avec la colonisation, car il ne le cède en rien au Juif pour les aptitudes commerciales, et il s'est constitué en plein Sahara un petit État très-indépendant, qui défie les attaques des tribus environnantes et n'obéit à la France qu'à titre de vassal.

Le Kabyle vient au troisième rang. Avec moins d'aptitudes commerciales que le Juif et le Mozabite, il est de beaucoup supérieur à eux comme agriculteur, et, pour peu qu'on développe en lui l'instinct industriel, on le verra s'élever assez haut dans l'échelle sociale.

Les Maures ne peuvent subir un classement, car c'est une race qui s'éteint, qui tend à disparaître, et c'est grand dommage. Frappée par l'isolement dans lequel elle s'est placée en voulant rester fidèle à ses traditions, cette race avait un rôle admirable à jouer, elle pouvait, en fraternisant avec le conquérant, se régénérer et se relever; il lui était facile de jouer le rôle qu'a joué la race juive. Mais qui oserait lui reprocher la courageuse abnégation et la patience fatale qui l'ont conduite à sa perte! qui oserait lui faire un crime de cet isolement qui puisait son mérite dans l'espérance de retrouver la liberté!

Vient enfin l'Arabe, peuple enfant, qui se paye d'illusions, qui ne recule devant aucun sacrifice pour reconquérir son indépendance, et dont chaque effort impuissant affaiblit l'énergie et la vitalité.

C'est lui surtout qui mérite d'être étudié, c'est en lui que réside la force. Cette force, on peut l'appliquer à la culture du sol, à la prospérité des campagnes. L'Arabe est pasteur et laboureur, et ce n'est pas une raison parce qu'il quitte tout pour courir aux armes lorsque s'éveille en lui l'instinct de la liberté, pour le reléguer dans le rôle de paria et pour prêcher son anéantissement. Il a un sang généreux dans les veines, et lorsqu'il l'a répandu à nos côtés, nous avons pu croire que la communion était à tout jamais accomplie entre lui et le peuple français. Il a fallu qu'il obéît à de détestables insinuations pour retomber au rang où ses marabouts l'ont fait descendre, et d'où la générosité du vainqueur le tirera lorsque les passions auront éteint l'esprit de vengeance et le besoin d'asseoir définitivement la domination.

L'Islamisme a exercé sur tous les peuples soumis à ses lois l'influence la plus despotique et la plus démoralisante. En flattant outre mesure les instincts et les passions de l'individu, il a ruiné par la base l'état social tout entier. La religion a tout accaparé dans l'homme, il n'est rien resté pour le citoyen et, par suite, toute pensée collective s'est éteinte. La France n'a recueilli, pour ainsi dire, que les épaves d'une nationalité anéantie.

On voit d'un côté l'individu, en proie à toutes les excitations d'un fanatisme impitoyable, sacrifiant tout à une haine aveugle et séculaire; d'autre part, la famille, la tribu se dressant contre les envahissements des tribus voisines. Mais des Arabes comprenant leur pays, un gouvernement, une direction, groupant des intérêts pour en faire une force morale, cela n'existe point en Algérie, excepté peut-être chez les Kabyles, que l'habitude des assemblées (djemmaas) et la participation individuelle aux affaires publiques ont maintenus au rang de citoyens.

Les Arabes se réunissent à la voix d'un fanatique, d'un marabout qui simule l'inspiration, ils s'arment dans un esprit de destruction, et non pas, comme l'ont fait en Europe certaines populations, comme les Suisses et les habitants de la Catalogne, pour maintenir des droits sociaux et politiques; l'esprit religieux domine tout, le sentiment de la véritable indépendance leur est inconnu. Ils n'ont point le ressort qui tend l'esprit d'un peuple lorsque ses intérêts sont menacés, ou lorsque, mûri par l'expérience et le travail intellectuel, il veut secouer le joug qui met obstacle à son libre développement.

L'Arabe ne demande qu'une chose, sa vengeance religieuse satisfaite, c'est de pouvoir planter sa tente le plus loin possible de ses semblables, de n'être point l'objet de la curiosité importune, et enfin d'échapper à toutes les obligations de la vie sociale, impôt, corvée, entretien des voies de communication, création des centres industriels. Il a horreur de tout ce qui vient de l'étranger, et, sa soif de destruction satisfaite, il ne songe pas à s'approprier les richesses que l'art et l'industrie placent sous sa main. Il fait des ruines et il s'assied sur ces ruines ; ses chèvres broutent l'herbe qui pousse sur le sol, et le temps achève son œuvre.

Il est impossible de retrouver en Algérie, sur tel ou tel point déterminé du territoire, les types des anciens peuples qui l'ont envahie et dont la physionomie nous est restée dans les annales de la physiologie. Deux causes puissantes ont présidé à cette destruction des races proprement dites, les guerres et les migrations continuelles, enfin la polygamie.

Le préjugé de la couleur n'existe point chez les Arabes ; l'enfant de l'esclave, noire ou blanche, prend son rang dans la famille et dans les affections paternelles suivant son rang de filiation. Comme la femme n'existe là qu'à titre de reproductrice, le maître, le père, prend le produit, l'élève et lui donne, à côté de lui, un rang que tout le monde respecte. Tel enfant, né d'une négresse et d'un Arabe, devient, à son heure, chef de tente, héritier de ses trésors et souverain de la tribu. C'est à peine si, pour racheter le droit du sang, le père paye un léger tribut ou consacre en aumône quelques deniers comme expiation. Dans la famille de Si Hamza, c'est aujourd'hui le fils d'une négresse qui est kalife des Oulad Sidi Cheick.

Ces croisements continuels ont détruit le type et tellement disséminé les caractères physiologiques des races primitives, qu'on a une peine infinie à les retrouver chez quelques individus.

Ces types ont subi l'influence des habitudes et aussi des milieux différents dans lesquels sont établies les tribus. Aussi on constate des nuances très-remarquables dans la taille et dans le développement musculaire des Arabes, suivant qu'on les observe dans les villes, dans la plaine, dans les hauts plateaux et, enfin, vers les régions sahariennes.

Les Arabes sont généralement beaux de corps et de visage.

La tête, très-accentuée, est d'un ovale régulier; le front haut et un peu fuyant comme chez tous les peuples à imagination vive; les yeux sont bien fendus et d'un éclat très-vif lorsque la passion les anime; le nez aquilin et les narines très-dilatables, signe caractéristique et propre aux êtres énergiques et aux hommes à tempérament ardent et passionné. Les lèvres offrent deux types suivant l'origine présumée. Elles sont d'un modelé parfait chez l'Arabe qui n'a point subi les croisements: la lèvre supérieure mince, fine et arquée vers le milieu, la lèvre inférieure arrondie et colorée. Elles sont un peu plus fortes et charnues chez les individus qui descendent des races africaines et qui ont du sang de négresse dans les veines. Les dents sont très-belles, bien rangées, blanches et aiguës ; la barbe soyeuse et bien plantée.

Le corps de l'Arabe est le plus ordinairement maigre, les épiphyses des os n'offrent point de saillies très-développées, la main est effilée et gracieuse, les attaches musculaires sont fines, et à travers la peau, qui est légèrement bistrée, on voit se dessiner des membres à contractilité rapide. Moins bien charpenté et moins fort que l'Européen, l'Arabe est en revanche beaucoup plus souple et plus agile. Il s'habitue dès l'enfance à suivre un cheval au galop, il se cramponne d'une main à la queue de l'animal et se laisse emporter à travers l'espace. A mesure qu'il approche de la puberté, cette agilité va en se développant, et on le voit, chaussé de mocassins ou même les pieds nus, parcourir des distances effrayantes sans se reposer et sans tenir compte des cailloux qui le meurtrissent. Au point de vue de l'éducation physique, tous les peuples primitifs ont des points de contact; l'Arabe et l'Indien des savanes se ressemblent d'une manière frappante.

Le système nerveux, que l'éducation et la vie sociale surexcitent prodigieusement chez les nations civilisées, semble sommeiller sans cesse chez ce peuple bizarre. Capables des plus violents efforts sous l'influence du sentiment religieux, les Arabes ont pour état habituel le calme le plus parfait.

Empruntent-ils ce calme à l'indifférence de toutes choses, ou bien à l'abstinence complète des boissons alcooliques, ou bien encore au fatalisme, qui est le premier et le dernier mot de leur existence? C'est un point difficile à juger; toujours est-il que c'est le côté le plus frappant de leur caractère.

L'insensibilité physique se manifeste dans leurs actions principales : dans la guerre, dans les opérations chirurgicales, dans les mauvais traitements qui leur sont infligés par leurs chefs. — *In cha Allah!* (Dieu le veut!) est le premier cri qui sort de leur poitrine lorsque le marabout fanatique les entraîne à l'insurrection. — *Mektoub!* (c'était écrit!) est le dernier mot que laissent échapper leurs lèvres lorsqu'ils s'affaissent sous les coups de la mort. Aussi la fatalité les pousse à travers leur existence entière et donne à tous leurs actes une teinte d'indifférence qui domine tout. Injuriez un Arabe, dites-lui les choses les plus désagréables, vous ne parviendrez pas à l'émouvoir, il vous considérera comme un insensé, et s'il n'existe entre lui et vous une cause sérieuse d'inimitié, il vous respectera et subira vos injures; mais s'il existe un germe de haine, présente ou passée, gardez-vous d'en réveiller le souvenir, l'Arabe ne pardonne jamais.

La taille des Arabes est élevée et élancée, elle est surtout remarquable chez ceux qui habitent les hauts plateaux, et le costume oriental ne tend pas peu à leur donner une physionomie superbe et une démarche très-imposante.

Le costume, tout traditionnel, est un héritage des temps primitifs de l'humanité. L'Arabe de la tribu est vêtu comme l'étaient les pasteurs de la Mésopotamie. A travers douze siècles d'islamisme, il ne s'est opéré aucun changement notable, et la mode, qui est pour les peuples de l'Europe l'échelle mobile du caprice et de l'instabilité du caractère, est inconnue chez un peuple voué à l'immobilisme.

La civilisation grecque a laissé son empreinte sur les mœurs et sur les coutumes, mais le costume est resté tout entier ce qu'il était pendant la période biblique.

Ce costume a sa raison d'être, et, quand on l'examine avec l'œil du physiologiste, on le trouve si rationnel, si bien étudié au point de vue des conditions hygiéniques et du climat, qu'on ne saurait conseiller à l'indigène de le remplacer par le costume européen, qui lui est de beaucoup inférieur sous bien des rapports.

La tête est rasée avec soin, à l'exception de la partie supérieure, où le musulman laisse croître une longue mèche, afin, disent les vrais croyants, que le Prophète puisse les enlever après leur mort pour les faire entrer dans le paradis. Cette mèche providentielle porte le nom de *Mohammed*, le barbier est tenu de la respecter.

Le crâne, ainsi rasé, est protégé par une légère calotte en cotonnade, sur laquelle l'indigène coiffe une épaisse chacia en feutre blanc ou rouge, selon les contrées. Chez les Arabes, c'est sur ce fond de coiffure que sont roulées les longues pièces d'étoffe qui forment le turban, ou les haïcks, autour desquels s'enroulent les cordes de poil de chameau destinées à maintenir les plis gracieux d'une étoffe soyeuse de soie et de laine qui retombent sur les épaules.

La nuque, le cou et la partie supérieure des épaules, sont ainsi protégés contre le froid et contre les ardeurs du soleil.

Les névralgies, les congestions cérébrales, les affections dentaires, les affections graves de poitrine, sont relativement très-rares chez les indigènes, et nous avons été conduit à nous demander si cette rareté n'était point due à la protection spéciale des parties supérieures du tronc, par les vêtements.

Une chemise à larges manches, très-longue (gandoura), un bernouss blanc pendant l'été, sur lequel les Arabes du Tell jettent un épais bernouss noir pendant l'hiver, tels sont les vêtements les plus usuels.

Les Arabes aisés portent un pantalon très-large, serré au genou et retenu autour de la taille par une longue ceinture de soie.

La jambe est nue, le bras se cache dans les longs replis formés par le bernouss, et, lorsque l'Arabe le sort pour gesticuler ou pour jeter son vêtement sur ses épaules, il rappelle tout à fait la pose des statues antiques.

Les pieds sont à l'aise dans de vastes pantoufles, ou babouches, que l'Arabe n'assujettit point, parce qu'il est tenu de les déposer à la porte de la mosquée, ou à l'entrée des appartements lorsqu'il est reçu chez un personnage.

Autre chose est le vêtement du cavalier; il est obligé à un supplément de costume, qui rehausse sa physionomie et lui donne un caractère plus fier et plus complet. Rien n'est gracieux comme un cavalier arabe, chaussé de bottes molles en cuir rouge (*filali*) ornées de points dorés ou soutachées de soie bleue. — L'homme de guerre est vêtu d'une magnifique veste brodée d'or, aux manches fendues, garnies de boutons de métal sur deux rangs. C'est certainement un des plus gracieux et des plus commodes costumes que puisse porter un soldat.

La vie nomade de l'Arabe explique l'utilité de ses vêtements; la tente n'est qu'un abri très-léger contre les intempéries des saisons, aussi trouve-t-il dans son costume un puissant auxiliaire et contre le froid et contre la chaleur excessive. Partout où il campe, il se couche, s'enveloppe la partie supérieure du corps dans les vastes plis de ses bernouss, et il dort.

Ses vêtements ne le quittent que lorsqu'il va au bain maure, ou chez le barbier, ou bien encore lorsqu'il veut les nettoyer, ce qui est rare.

La richesse du costume est en rapport avec la position sociale de l'individu. Les chefs de douars, les caïds et les aghas, affectent une propreté et un luxe d'étoffes qui sont inconnus aux gens de tente. Rien ne peut donner une idée de l'aspect misérable que présentent les malheureux qui n'appartiennent pas aux classes privilégiées par les emplois ou par la fortune ; aussi constate-t-on une dégénérescence marquée de la race, à mesure que les conditions de bien-être diminuent. Le corps devient plus grêle, la face est pâle et amaigrie, et la démarche n'a plus ni la fierté ni la majesté qui caractérisent l'attitude des chefs.

Chez l'enfant, la gandoura constitue tout le vêtement, les premiers âges de la vie sont soumis à toutes les mauvaises chances des intempéries.

Lorsqu'on examine l'Arabe en pleine campagne, on

est saisi d'un profond sentiment de pitié à l'aspect de son délabrement et de sa nudité. Les œuvres de Callot, de Murillo, de Téniers, sont insuffisantes pour rendre cette poésie du haillon, qui a la prétention de faire draperie : bernouss séculaires qui ont passé de générations en générations, usés par le temps, déchirés par la broussaille ou par les balles. Il ne faut point se laisser bercer par l'illusion et se laisser aller au sentiment d'admiration qu'inspirent les Arabes que l'on rencontre dans les villes ou sur les marchés, couverts de vêtements bien blancs et majestueusement drapés dans des haïks de soie et de laine importés de Tunis ou du Maroc. On retrouve en eux toute la poésie de l'antiquité, tant ils portent la tête haute et offrent une démarche grave, mais, hélas ! c'est une rare exception, qui représente le bien-être qu'un peuple misérable procure à quelques êtres paresseux et parasites.

Les Turcs ont laissé derrière leur domination quelques pièces de leurs riches costumes, et c'est dans les villes qu'on en trouve les épaves portées avec coquetterie et dignité par la population maure. On voit à Alger, notamment, de riches débris de la civilisation maure, mais ces trésors d'une existence autrefois luxueuse s'épuisent chaque jour; les artisans qui travaillaient à ces belles vestes brodées d'or, s'éteignent. C'est à peine si les marchands qui vont à la Mecque rapportent encore quelques beaux turbans en soie de Brousse ou de Smyrne. — Il ne reste plus que quelques familles qui aient le moyen d'étaler, aux yeux de l'étranger, ces magnifiques costumes que la course et la piraterie entretenaient de leur produit. On en retrouve bien encore les jours de fête, sur la tête ou sur le dos de quelques Juifs prétentieux, qui semblent vouloir se venger, par cette grotesque exhibition, de l'ignominieux costume que les musulmans leur avaient imposé, mais l'œil clairvoyant ne se laisse point prendre à cet étalage trompeur; ils rappellent trop les mascarilles revêtus par contrebande de la fastueuse défroque de leurs maîtres.

La race juive, intelligente et pratique, a compris que le costume européen était celui qui lui convenait le mieux, et elle l'a sagement adopté.

La demeure de l'Arabe, c'est la tente. Étudier ce qui se passe sous la tente, c'est saisir l'existence sociale des indigènes sous ses mille facettes. C'est là que se manifeste le pouvoir patriarcal; c'est là que se révèlent les traditions d'un peuple tout entier; c'est là, enfin, qu'on retrouve l'image de cette période biblique dont on a bercé notre enfance, et dont nous avons tous conservé le souvenir gravé, en caractères ineffaçables, dans notre imagination.

Nous l'avons dit ailleurs, dans nos *Lettres sur l'Algérie*, on ne comprend bien la Bible, qu'en la lisant au milieu des populations indigènes. Le fanatisme d'Isaïe, l'illuminisme de Baruch, et les plaintes de Job, ne peuvent être traduits qu'en présence de ce vaste désert qu'on appelle l'Afrique; en face de cette imposante nature et de ce ciel de feu qui verse à flots, tantôt l'abondance et tantôt la misère, sur des races que la théocratie retient dans ses mailles étroites, et qui n'ont, pour suprême invocation, de ressource que dans les bienfaits de la Providence ou dans les colères et les vengeances qu'on lui suppose.

La tente, le douar, la tribu, tels sont les divers groupements qui représentent la vie sociale des Arabes. Quelques villages, et enfin les villes du littoral, représentent des degrés de civilisation d'un ordre supérieur, empruntés à la domination des conquérants qui se sont succédé sur la terre africaine.

Ce sont des reflets du perfectionnement dans l'humanité, et l'étude qu'on en fait doit être complète, sous peine de ressembler à un mirage.

La tente reconnaît un maître, le douar reconnaît un chef. La tribu est soumise à des chefs plus puissants, et, enfin, les tribus sont groupées sous un commandement qui puise son autorité dans les traditions religieuses ou guerrières. Rarement ce commandement serait obéi si le prestige religieux venait à manquer.

L'Arabe plante quelques piquets dans la terre selon la longueur de la tente, qui dépend elle-même de l'importance de la famille. Vers le milieu, quatre piquets soutiennent deux barres transversales à hauteur d'homme, et de ces barres, à droite et à gauche, la tente s'incline jusqu'à terre, où elle est fixée par des cordes à des pieux solides enfoncés dans le sol.

L'étoffe qui compose la tente est formée de bandes rayées noir et blanc, teintes en rouge dans le Sahara, larges comme les bandes de moquette qui tapissent les marches d'escalier dans les maisons luxueuses d'Europe, et longues de huit à dix mètres au moins. Elles sont fabriquées avec du poil de chameau et de la laine très-grossière; le tissu en est extrêmement régulier et d'une solidité à toute épreuve, l'eau glisse dessus comme sur une toile en caoutchouc.

A chaque barre de support est attaché, intérieurement, un rideau de même étoffe, tombant jusqu'à terre et formant les cloisons qui séparent l'existence des deux sexes. D'un côté les hommes; de l'autre les femmes, avec leurs ustensiles de tissage et de cuisine.

On entre sous la tente par un côté qui est généralement tourné vers l'Orient, et en soulevant une épaisse portière de la même étoffe que celle que nous avons décrite. C'est dans la première partie de cette étrange demeure que le maître reçoit les visiteurs, accroupi sur des nattes ou des tapis, le tchibouk entre les lèvres. Nul ne pénètre dans la partie réservée aux femmes, c'est le gynécée antique fermé à la curiosité de l'étranger.

Autour de la tente, est pratiquée une petite rigole pour servir de conduit aux eaux pluviales, qui sont dirigées vers un point déclive du sol.

Des piquets plantés en terre sont placés à quelques mètres, et maintiennent fixe et tendue une corde à laquelle les chevaux sont attachés par les pieds de devant, la tête et l'encolure libres. — Ces belles bêtes restent là la nuit et le jour, reniflant l'air par leurs vastes naseaux, et n'ayant d'autre abri qu'un djellel contre les pluies torrentielles ou contre les ardeurs d'un soleil tropical. La paille et l'orge leur sont données dans un grossier couffin tressé en palmier nain.

Une quantité plus ou moins considérable de chiens

fauves rôde autour de la tente, et rompt la monotonie de cette existence par des aboiements féroces dès qu'un étranger s'approche.

Parfois, un morceau de terrain proprement bêché, et séparé du sol environnant par de maigres broussailles, offre à l'œil un rudiment de jardin. Les tentes placées isolément dans les maquis, et sur le versant d'une colline, ne sont point différentes de celles qui forment les douars. Seulement, dans le douar, qui est un rudiment de village, elles sont placées en rond et laissent au milieu un espace vide, où les enfants se rassemblent et jouent, et où on fait parquer les troupeaux pendant la nuit; c'est là qu'est reçu l'étranger qui demande l'hospitalité.

Dans le douar, les jardins sont parfois entourés de cactus (figuiers de Barbarie), dont le fruit entre pour une large part dans l'alimentation des Arabes.

Le mobilier qui décore la tente se compose de quelques nattes en palmier nain (*doum*) ou en alfa, tressées par les Arabes; quelquefois de tapis fabriqués à Calaa ou dans le Djebel-Amour, selon le degré de fortune de l'indigène; de coussins de laine longs et épais, et de couvertures rayées et longues de trois à cinq mètres, tissées par les femmes.

Quelques poteries en terre grossièrement façonnées; deux ou trois cuillers en bois, une large sébile taillée dans un tronc d'arbre, voilà ce qui sert à la préparation des aliments. Dans un coin, des outres en peau de chèvre garnie de son long poil renferment l'eau que les plus âgées d'entre les femmes vont remplir à la source la plus prochaine, et portent sur leur maigre échine comme des bêtes de somme.

A l'entrée de la tente, on creuse un trou dans la terre, ou bien on rassemble trois ou quatre pierres en triangle, on fait le feu dans cet étroit espace, et ce feu sert à la cuisson des viandes ou du couscouss.

Entre l'existence de la tente, mobile comme la pensée du maître, et celle du douar, il n'y a qu'un degré dans la sociabilité. Entre celle du douar et celle du village, il y a tout un monde. Le village arabe dénonce un degré supérieur de stabilité. Tout y offre l'aspect le plus étrange, mais on y sent une somme de bien-être plus grande que dans la tente.

On trouve là le rudiment de la chaumière, le gourbi, noyé, perdu, dans une forêt de cactus, qui protégent la famille contre les regards indiscrets et qui entourent parfois des jardins où la culture du figuier se joint à celle du jardinage, pour leur donner un aspect moins désolé et plus riant.

Le gourbi est creusé en terre à la profondeur d'un pied environ. Une muraille irrégulière en pierres sèches, ou reliées entre elles par de la terre détrempée, s'élève, d'un mètre au plus, au-dessus du niveau du sol; des perches s'entre-croisent à hauteur d'homme et soutiennent une toiture en diss, en alfa, ou en palmier nain. Vu de loin, le gourbi, quoique plus bas, ressemble beaucoup aux chaumières de la Flandre, de la Bretagne et de la Picardie. Cinq à six pieds de large, huit à dix pieds de long et une seule ouverture basse, par où on entre en se courbant et pour ainsi dire en rampant, tel est le refuge de toute une famille. Au milieu, ou à l'une des extrémités, un trou pratiqué dans la terre reçoit un vase en poterie, dans lequel les tisons brûlent, en répandant une épaisse fumée, qui noircit tout, perches et palmiers, et qui s'échappe par la porte ou par les fissures que la négligence laisse exister dans la toiture.

Sur quelques points de l'Algérie, il existe des villages où le gourbi est remplacé par des maisons à toiture plate, entièrement construites en pierre.

Dans la Kabylie, les villages sont régulièrement bâtis, les maisons sont assez régulièrement alignées. La partie supérieure des habitations est plane mais légèrement concave pour recueillir les eaux pluviales, qui de là sont dirigées dans des citernes ou dans des puits. La population de la Kabylie est bien supérieure comme organisation et comme industrie agricole à toutes les autres populations de l'Algérie. Tandis que, dans les tribus nomades, le pouvoir est réservé à un chef unique, à une seule volonté, on trouve là tous les éléments d'une constitution démocratique. Le suffrage universel y fonctionne depuis des siècles.

L'Arabe proprement dit — car le Kabyle semble ne point appartenir à la même race — sacrifie tout au pouvoir personnel, le Kabyle sacrifie tout à la communauté ; différence profonde, qui rapproche le dernier vaincu de notre état social, aussi n'est-il pas douteux que l'assimilation ne soit plus prompte et plus facile chez les Kabyles que chez les nomades.

Par ses mœurs, l'Arabe tend toujours à échapper à l'association ; — le Kabyle converge au contraire vers un état social plus parfait; il est industrieux, laboureur, jardinier; il plante des arbres et améliore l'habitation et le sol de ses pères; il aime ses montagnes et loin de son pays la nostalgie le gagne.

Son but est d'atteindre à la majorité de l'homme, à la virilité sociale, et pour cela il travaille, il émigre comme le Savoyard et l'Auvergnat; il va dans la plaine pour faucher les moissons, dans les villes pour remplir le rôle d'homme de peine, de portefaix, de porteur d'eau, de maçon, de serrurier, d'armurier; il vit avec une parcimonie inconnue à tous les autres peuples, puis il rentre avec des épargnes; il achète un fusil, une femme, bâtit une maison, achète un champ et, lorsqu'il a établi auprès de ses concitoyens sa position matérielle, il descend avec eux sur la place publique et réclame sa participation aux affaires.

Il y a là tout un abîme entre les deux races. L'abâtardissement et l'abaissement dans lesquels sont tombées les tribus nomades contrastent étrangement avec l'énergie et la vivacité des Kabyles.

Ce que l'on observe chez les Kabyles existe chez les Marocains, dans les Beni-Mzab, chez les Touaregs même, qui sont ardents au commerce, entreprenants, pleins d'amour-propre, et dont la fierté native est diamétralement opposée à la câlinerie, à la mauvaise foi punique, à la paresse et au caractère *lazzarone* des tribus algériennes.

IV

LA FÉODALITÉ ARABE. — LE BORDJ. — LA DIFFA.

Il ne suffit pas de jeter les yeux sur les échelons inférieurs de la société arabe, il faut aussi pénétrer dans les rangs élevés, et si bien murée que soit l'existence intime des riches indigènes de l'Algérie, il faut savoir en pénétrer les mystères pour faire surgir la moralité du tableau que l'on offre à la méditation du lecteur.

Ce que nous allons raconter est écrit depuis dix ans, depuis l'époque où parurent nos *Lettres sur l'Algérie*. Cette description de la société arabe dans ce qu'elle offre de plus relevé conserve aujourd'hui toute sa fraîcheur, et on nous saura gré de la publier telle que nous l'avons écrite, car elle est l'expression exacte de nos impressions au lendemain d'une excursion dont tous les détails offrent un aliment à l'instruction et à la méditation.

Nous avons dit ce qu'est la tente, c'est-à-dire l'échelon inférieur de la civilisation arabe, nous allons essayer la description de l'état le plus parfait qu'ait atteint la famille dans la tribu.

Qui ne connaît en Algérie, dans la province d'Oran, l'agha Kaddour-Morfy, ce beau vieillard qui, depuis le commencement de la conquête, a lutté à nos côtés avec une fidélité à toute épreuve et avec une bravoure légendaire.

Serviteur dévoué, il a combattu sous les ordres du général Mustapha, et à côté du neveu de ce grand chef des douairs, Si Ahmed Ould Kaddi, aujourd'hui bach-agha de Frendah, et c'est à leurs efforts réunis qu'a été due la pacification de la province d'Oran.

L'agha Kaddour a soixante-dix-huit ans. Grand et majestueux comme Abraham, dont il rappelle la beauté biblique, il domine tout ce qui l'entoure autant par la beauté de son visage que par la tranquille et mâle énergie répandue dans toute sa personne.

Soldat et premier chaouch du bey Hassan, il s'attacha comme lieutenant à la fortune du général Mustapha, qui l'aimait comme un fils et dont il a de sa propre main vengé la mort, en détruisant un à un ses assassins.

Il suivit partout le général, et dans les rangs des douairs il combattit jusqu'au bout. Blessé quatorze fois, la main droite mutilée, il n'avait qu'à paraître à la tête de ses goums pour mettre en fuite un nombre dix fois plus considérable d'ennemis. Combien de fois, armé de son tromblon, ne s'est-il pas avancé seul contre les réguliers d'Abd-el-Kader, avec cette assurance tranquille de l'homme sûr de son prestige... « Voilà Kaddour, voilà Mustapha !... » tel était le cri des cavaliers de l'émir, et à la seule apparition de ces deux hommes, une terreur supertitieuse s'emparait des compagnons intrépides d'Abd-el-Kader, et ils fuyaient.

Ce prestige étrange est particulier à certaines natures, et il n'est pas rare d'en constater le pouvoir chez les Arabes, dont l'imagination atteint les limites extrêmes de la superstition.

Bou-Maza (le père de la chèvre) n'était qu'un gardien de troupeaux, lorsqu'à vingt ans à peine, il se présenta au milieu des tribus, se disant l'envoyé de Dieu. Un vieux marabout lui dit : « Si tu es l'envoyé de Dieu, tu dois être invulnérable. — Je le suis, » répondit l'intrépide berger. Le marabout sort un pistolet de sa ceinture, ajuste Bou-Maza et tire... Le pistolet rate, tombe des mains du marabout, qui s'incline, baise le bas du bernouss du gardien de chèvres et s'écrie : « Tu es bien l'envoyé de Dieu. » De ce jour-là, le chevrier fut Bou-Maza !

Kaddour-Morfy fut, pendant deux ans, mis par le général Lamoricière à la tête d'un goum de huit cents chevaux, et reçut l'ordre de soumettre les tribus qui se soulevaient entre Mostaganem et Mascara. Enfermé dans un bordj, espèce de fortification turque, il planait comme l'aigle, et chaque fois qu'une fraction de ces tribus menaçait de se joindre aux rebelles, Kaddour descendait à la tête de ses cavaliers, et rasait impitoyablement les récalcitrants.

Ami et compagnon d'armes de toutes nos illustrations militaires, il a combattu partout, et, depuis qu'il est rentré dans son aghalick, il commande en maître; il rend la justice en patriarche, et il fait tous ses efforts pour infuser à sa tribu les idées qu'il a lui-même puisées au contact de notre armée.

Kaddour-Morfy est une grande figure dans l'histoire de notre conquête, il n'est pas sans utilité de la saisir au passage et de lui accorder, dans le pays qu'il a aidé à conquérir et à pacifier, la place d'honneur qu'il mérite.

La tribu d'El-Bordj, dont il est agha, est limitrophe de Mascara, elle est placée au cœur de la province d'Oran, théâtre de nos dernières luttes avec l'émir. El-Bordj est un mot turc qui signifie « château fort ». C'est dans cette tribu, à quelques kilomètres de la demeure de l'agha, que se trouve la petite ville de Kalaa, où se fabriquent les plus beaux tapis de l'Algérie.

La curiosité, autant que les aimables invitations de Kaddour, m'entraînaient à El-Bordj, car je sentais que là je trouverais tous les éléments de la société arabe. J'étais accompagné par deux amis, officiers des bureaux arabes, dont la présence ne pouvait que faciliter mes projets d'observation, car ils avaient tous les deux une connaissance complète des mœurs indigènes et possédaient à fond la langue et la pensée de notre hôte.

Sur notre route, la tente, le douar disséminés au milieu des palmiers nains et des lentisques, sur des pentes rougeâtres et sur un sol déchiqueté par les pluies beaucoup plus que par la charrue; à El-Bordj, le gourbi, le château féodal; plus loin la ville industrielle Kalaa, si pittoresque et si active dans ses maisonnettes ombragées de figuiers, d'orangers et de citronniers, et fermées aux regards indiscrets par d'épaisses haies de cactus, entourant des jardins remplis d'arbres fruitiers et notamment de pêchers et d'abricotiers dont l'Europe serait jalouse.

El-Bordj est un grand village placé entre deux collines et entouré d'une mauvaise muraille à hauteur de ceinture, tombant en ruine et crénelée de distance en distance. Du plus loin qu'on l'aperçoive, trois monuments frappent les yeux. C'est le Bordj, la demeure de l'agha, qui l'a fait construire lui-même ; haute et borgne, comme toutes les habitations musulmanes, elle présente à l'œil une masse imposante sans fossés ni mur d'enceinte. Puis la mosquée blanche, aux tuiles imbriquées et arrondies, bâtie par les Français, mais trop fraîche d'origine pour mériter une description. Aux pieds de la mosquée et sous la protection du maître, une sorte de caravansérail, bâti par Kaddour-Morfy, et divisé en étroites boutiques, où s'étalent les marchandises que des Mozabites, des Juifs et des Maltais vendent aux indigènes.

Sur un monticule, le cimetière, avec ses innombrables pierres pointues, et son marabout dédié à Sidi-Abd-el-Kader. Ce Sidi-Abd-el-Kader n'a rien de commun avec l'émir, c'est un saint de grande classe très-vénéré dans la province d'Oran. Tous les marabouts qu'on voit sur les montagnes, rompant par leur blancheur immaculée et leur coupole gracieuse la monotonie d'une solitude désolée, lui sont dédiés. Les mendiants tendent la main au nom de Sidi-Abd-el-Kader ; partout « Sidi-Abd-el-Kader ! ! Sidi-Abd-el-Kader ! ! » Je ne connais pas de saint dans notre calendrier aussi ardemment invoqué que celui-là, c'est le saint Janvier des lazzaroni de la province d'Oran.

Trois ou quatre cents gourbis s'étalent uniformément dans l'enceinte des murailles, noircies et bistrées par les pluies et par la fumée, sans verdure autour, sans cette poésie sauvage que donnent au gourbi de la campagne la haie de cactus et la large et ombreuse protection du figuier. Il y a une cour, avec quelques broussailles pour limite, et partout une boue fétide et noirâtre qui provient des fumiers abandonnés sans souci de leur utilité agricole.

Deux rues principales se croisent du nord au sud, et de l'est à l'ouest, ayant pour point d'intersection une grande place mal nivelée et sans arbres.

Nous arrivions vers le soir, la teinte du ciel était légèrement brumeuse, les Arabes rentraient au village le bernouss sur la tête et sur l'épaule, un grand bâton à la main, et poussant devant eux de maigres troupeaux.

La journée avait été froide, et le soleil qui colore tout en Algérie d'une teinte de feu et qui communique à la pensée la chaleur dont s'imprègnent toutes les parties de la création, avait été voilé par des nuages ; le sol était humide et détrempé, les terres avaient un aspect plus sombre, et les gourbis une physionomie plus misérable que d'habitude.

Le contraste était plus saisissant entre la solidité, la blancheur et la bonne mine du château féodal, et le délabrement de la muraille qui parquait, plutôt qu'elle ne les protégeait, des centaines de familles si mal abritées.

Il était évident que l'agha n'avait d'autre préoccupation que sa propre sûreté; quant aux malheureux qui grouillaient dans son village, il lui importait peu que leurs familles et leurs troupeaux fussent à l'abri d'une razzia. Quatre misérables portes, toutes disloquées, figuraient comme pour mémoire au débouché des quatre rues principales.

Le village s'incline légèrement vers le nord et, au bas, on trouve la fontaine, ombragée de magnifiques trembles, autour desquels s'enlace, folle et lascive, la vigne abandonnée à tous les caprices d'une végétation sans rivale. Le lierre couvre, de ses larges et belles feuilles d'un vert d'émeraude sombre, les racines des trembles, et les protége contre les ravinements des pluies ; ses fines et tortueuses branches enlacent les troncs énormes de ces beaux arbres, en cachant aux regards leur blanche écorce et donnant ainsi aux abords de cette fontaine un aspect de fraîcheur inconnu dans nos climats, et une physionomie pittoresque, dont la richesse est tout entière empruntée aux magnificences de la végétation.

Le bordj domine ces gourbis, de toute la majesté dont le maître domine la tribu. Il n'existe point de villages semblables dans nos contrées, où les révolutions ont abaissé les châteaux et amélioré les chaumières, où le donjon ne s'élève plus là comme une menace, là comme une amère dérision du sort.

Il fallait remonter par la pensée à une période historique où les hommes et les choses offrissent des rapports analogues, et il fut unanimement reconnu qu'à la période mérovingienne seule pouvait se rapporter un pareil assemblage.

L'agha Kaddour-Morfy est sorti de la tradition de ses pères. — Les patriarches couchaient sous la tente; — lui a eu les occasions de fortune des soldats d'aventure, et, s'appuyant sur le conquérant, il n'a songé à se protéger que contre ceux dont il connaissait les moyens d'attaque et la faiblesse de résistance.

Nos chevaux entrèrent pleins d'ardeur dans le village, et nous portèrent rapidement devant la porte principale du bordj.

Cette vaste demeure est composée de deux bâtiments contigus. Au midi, une immense tour carrée sans ouverture extérieure, prenant l'air et le soleil par une cour intérieure, absolument comme on l'observe dans les maisons mauresques. C'est là que l'agha renferme sa famille, ses femmes et ses enfants.

Vient ensuite un corps de bâtiment intermédiaire, au milieu duquel est une immense cour, où vingt négresses vont et viennent se livrant à toutes les manœuvres de la domesticité.

Puis le corps de logis, où l'agha reçoit les étrangers; bâti avec des idées plutôt qu'avec de la maçonnerie, et exprimant bien la préoccupation de ce chef sur le rang et la distance sociale de ses hôtes.

Une seule porte donne accès dans cet imposant bâtiment; nous dûmes, selon l'étiquette, la franchir à cheval, afin de pouvoir mettre pied à terre dans la cour.

Le fils de l'agha, entouré de nombreux serviteurs, des caïds et des cadis de la tribu, nous attendait. Il prit la main de chacun de nous, et chaque fois il porta le bout de ses doigts à ses lèvres, en entremêlant ces gestes rapides de paroles de salutation et de souhaits.

L'agha nous attendait dans une grande salle de réception. Cet homme étrange a créé sa fortune, puis il a assis sa puissance et il a, enfin, présidé lui-même à la distribution de sa demeure.

Il n'est venu en France qu'une seule fois, en 1863, invité aux fêtes de Compiègne ; jusque-là il avait vécu de sa propre substance, dans sa propre pensée, et au milieu d'événements qui devaient donner à tout ce qu'il avait entrepris une teinte particulière.

Aussi, tout ce que nous allons décrire est-il comme le résumé de cette existence, qui ne laisserait rien à désirer à un baron du moyen âge.

Il me souvient qu'au retour de son voyage de Compiègne, j'interrogeais l'agha pour savoir de lui quelle avait été son impression, et qu'il me répondit, avec ce calme particulier aux gens de sa race, et ce sens profond des choses pratiques : « Ce que j'ai trouvé de plus beau dans ton pays, ce sont les rivières, où il y a toujours de l'eau. »

La cour, dans laquelle hennissaient encore nos chevaux abandonnés entre les mains des serviteurs de l'agha, est carrée, et sert à la domesticité des gens de la maison, et à la réception des chefs de douar qui viennent rendre visite au maître. Aussi, le premier objet qui frappe les yeux, c'est un fourneau de kaouadji, où la braise fait chauffer nuit et jour la liqueur aromatique de l'hospitalité.

De hautes murailles crénelées encadrent cette cour de tous côtés. Deux étages sont superposés, auxquels on arrive par des escaliers en bois et des galeries grossièrement charpentées, tournées vers l'orient. La porte des chambres donne sur ces galeries; au premier étage est une espèce d'entre-sol où sont reçus les officiers jusqu'au grade de capitaine. Le chef du bureau arabe, quel que soit son grade, est reçu dans un splendide appartement que l'agha appelle dans son langage pittoresque « *Byt marychân* (la chambre du maréchal), » où sont reçus également les officiers supérieurs. Il est évident que, dans l'esprit de Kaddour-Morfy, le chef du bureau arabe personnifie le gouvernement, et que la fonction implique à ses yeux une supériorité réelle, quelle que soit d'ailleurs l'importance de l'épaulette.

Ce jour-là, nous fûmes reçus tous sur le même pied : capitaine et lieutenant durent coucher dans ces espèces de dortoirs où sont dressés plusieurs lits en bois, larges comme les couchettes des bateaux à vapeur, et garnis de coussins et de longues couvertures de laine.

Au milieu, quelques escabeaux et pas d'autres meubles ; et, dans un coin, une table sur laquelle j'aperçus tout d'abord le plus étrange coffre que l'imagination puisse rêver.

Je frottai plusieurs fois mes yeux, doutant que j'eusse bien vu, puis je me tâtai pour sentir si je ne rêvais pas ; j'avais devant moi une énorme boîte à réactifs, sans couvercle et sans flacons, avec ses planchettes bien étagées, et ses trente trous béants !

Que faisait là cette boîte à réactifs? d'où venait-elle? à quel usage la destinait-on? Je dus interroger le fils de l'agha Morfy, celui qui nous avait reçus dans la cour et nous avait tenu l'étrier ; il me répondit gravement que c'était son frère aîné Mohammed qui, lors de son voyage à Paris, l'avait rapportée, et que, depuis lors, elle était là, sur cette table. — Notre toilette un peu rejustée, nous étions prêts à paraître devant notre hôte.

De l'étage où se trouvent les chambres que nous occupions, on n'a vue que sur la cour, où grouillaient les serviteurs, les sloughis, les parasites et les curieux, attirés par notre présence.

Nous montâmes à l'étage supérieur par une longue galerie, à l'extrémité de laquelle s'ouvre une porte qui donne accès dans les appartements réservés (*byt marychân*).

A cet étage, il n'y a qu'une seule belle et grande pièce, c'est la salle de l'akouma ; l'agha y rend la justice. C'est de plus la salle des festins, nous devions y prendre ces repas homériques qui ont pris le nom de *diffa* en langue arabe. C'est aussi le salon de conversation et le fumoir.

Des portes vitrées s'ouvrent sur la galerie, d'où la vue s'étend du côté de l'orient et vers la mer, et plonge dans ces horizons sans fin qu'on ne retrouve nulle part ailleurs que sur le continent africain. — Des croupes de montagnes, des plaines à l'aspect verdoyant, puis plus loin, plus loin, la teinte laiteuse du ciel se fondant avec la brume blanchâtre de la mer, l'infini se mariant avec l'infini.

Autour de cette vaste pièce, des divans recouverts d'épais tapis du Djebel-Amour, à longue laine; — des tentures, en guise de rideaux, formées de légers tapis de Kalaa. Puis par terre, de distance en distance, de nombreux coussins placés en rond, comme si des groupes avaient causé là et les avaient abandonnés subitement. Autour de la pièce, de longues tapisseries clouées au mur forment un bizarre soubassement; — les murailles sont peintes à fresque et entrecoupées de lignes rouges et vertes, on dirait une étoffe d'algérienne plaquée au mur.

La salle n'a pas de plafond, on peut étudier la charpente tout à l'aise, et entendre la pluie frapper les tuiles imbriquées comme dans les demeures italiennes; au point de vue de la grâce, c'est affreux à l'œil, au point de vue de l'hygiène, c'est plus supportable, car on a un plus grand volume d'air à respirer.

L'agha vint au devant de nous et, par son accueil plein de cordialité, détourna sur lui une attention qui n'avait été qu'une furtive impression de voyageur curieux. On oublie tout en présence de cette noble et belle tête, de ce port majestueux, de cette voix grave et sonore, et de cet œil bleu d'une douceur infinie, qui attire et qui charme.

Il nous offrit sa main droite, sa main mutilée par les balles ennemies, et j'avoue que ce n'est pas sans un redoublement de vénération et de respect, que je la pressai dans la mienne. Je me souvenais de la manière tout orientale dont son fils nous avait accueillis; qu'il baisait l'extrémité de ses doigts après avoir touché notre main, et je pensai que c'était bien à nous de renouveler cette étiquette touchante, surtout au contact d'une si noble individualité.

Nous prîmes place près de lui sur des coussins, et il nous offrit alternativement son tchibouk. Kaddour est trop habitué aux allures libres des officiers français pour se formaliser d'un refus, motivé par le désir ou l'habitude de rouler une cigarette ou de fumer un cigare ; mais refuser à un musulman de porter son tchibouk aux lèvres est un signe qui lui déplaît, d'autant qu'il ne l'offre qu'aux personnes qu'il tient en considération.

Il me souvient, à ce propos, que le soir, après avoir humé quelques bouffées dans cette longue pipe, où brûlait du tabac du Levant, et dans mon ignorance des coutumes arabes, je fis signe au second fils de Kaddour, qui se tenait debout à quelques pas devant nous, de prendre le tchibouk et de fumer à son tour. L'agha, la tête penchée sur la poitrine, ne vit ni mon geste, ni celui bien plus éloquent que fit Morfy, pour me faire comprendre que je commettais une énormité, et que la pipe du chef ne devait servir qu'à lui-même, ou à ses hôtes.

A quelque distance des étrangers, se tiennent debout, silencieux et immobiles, les caïds, les cadis et les enfants de l'agha. Seul il parle, seul il reçoit ; sur les marches de l'escalier sont échelonnés des serviteurs qui attendent, muets et les pieds nus, qu'un signe ou un ordre les fasse mouvoir. Ses enfants n'ont pas le droit de se mêler à la conversation, ni de s'asseoir sur les coussins sans y être invités.

Kaddour-Morfy a trois enfants : Mohammed, l'aîné, est destiné d'après la loi de succession à hériter du rang et des prérogatives de l'agha ; il est caïd de la tribu. Agé d'environ trente-cinq ans, il a les traits de son père, sans en avoir ni la taille élevée, ni le port majestueux, et sans cette beauté étrange qui donne à la physionomie de Kaddour une expression de grandeur biblique. Le visage de Mohammed est d'un calme parfait, déjà flétri ; le regard, tour à tour si puissant et si doux chez son père, n'exprime chez lui que l'indifférence ; sa taille un peu voûtée ferait croire qu'il est d'un âge plus avancé : il est grave et sérieux, fort peu communicatif, et semble avoir plus de tendance à une existence solitaire et contemplative, qu'à l'existence tourmentée qu'a menée son père depuis qu'il sert la France.

Le second fils, Morfy, est le type le plus curieux du cadet de famille ; élancé, vif et nerveux, il a le fond du caractère diamétralement opposé à celui de Mohammed. Pendant que celui-ci récite jusque sur la selle de son cheval des versets du Coran et roule sans cesse les grains de son chapelet, Morfy, la tête ardente, l'œil animé, rêve fantasias, courses effrénées, meutes et bête fauves... Excellent cavalier, il se dresse sur ses larges étriers, et accomplit, par simple amour-propre, des évolutions prodigieuses ; il n'est pas de ravin que son cheval n'ait parcouru ; ses yeux, petits et d'un bleu sombre, ont un éclat insolite... Sa taille, plus élevée que celle de son frère, est droite, sa tête haute, sa voix vibrante. Placé dans la guerre à côté de son père, Morfy serait devenu un terrible soldat.

Il aime la chasse avec passion, et il accapare tous les chiens qu'il trouve sans maîtres; c'est chez lui qu'on trouve les sloughis les plus vaillants et les plus forts. Celui qui l'accompagne, arrête lui seul, et saigne un sanglier.

A voir ces deux fils qui ont à peu près le même âge, on dirait que le vieux Kaddour s'est divisé en deux parts : d'un côté la gravité musulmane, le sentiment religieux, la circonspection, c'est Mohammed; de l'autre, le guerrier vaillant, l'esprit de rapine et de pillage, le mouvement, le bruit, l'amour des plaisirs, c'est Morfy.

Le troisième des enfants de Kaddour est un garçon à peine adulte, sorte de Benjamin, qui commence à figurer à ses côtés, dans les réceptions et dans les actes de sa vie publique.

Le respect que l'aîné des enfants professe pour son père, la distance qu'il garde avec lui, le second des fils les professe pour son frère aîné; il ne l'appelle qu'en faisant précéder son nom du terme de *Sidi*, qui est l'équivalent du *Monsieur*, employé dans les grandes familles de France dans le siècle dernier.

Là où le frère aîné préside, le frère cadet n'apparaît pas. Il suffit d'un instant pour saisir toutes ces nuances d'étiquette, qui constituent le fond de la vie patriarcale chez les Arabes.

Un grand mouvement se fit parmi nos hôtes, le dîner allait être servi, la diffa! J'allais donc analyser la civilisation arabe sous une face nouvelle. J'allais pouvoir étudier cette cuisine dont j'avais entendu parler avec des opinions si diverses, et que je n'avais goûtée qu'imparfaitement dans les tribus, chez des personnages relativement inférieurs. C'était l'occasion de faire appel à mes connaissances en histoire naturelle pour donner à tout ce qui allait passer sous mes yeux un nom, et pour en formuler la composition culinaire.

Une grande table ronde était dressée dans le milieu de la salle dans laquelle nous nous trouvions, et, par une délicatesse très-grande, l'agha avait fait servir à la française ; de magnifiques candélabres en bronze doré soutenaient douze bougies qui éclairaient un service d'argenterie splendide. Les mets seuls étaient d'origine arabe. Kaddour prit place à table, et un négro, assez bien dressé, un ancien turco, la serviette sur le bras, en large culotte blanche sur une jambe noire, et en veste maltaise, commença le service.

Dans un coin de la salle, Mohammed, le fils aîné, s'accroupit sur un tapis, et, ayant réuni en cercle une dizaine de caïds ou cadis, attendit avec une patience admirable qu'il vînt quelque chose de la table des étrangers.

Les autres fils de l'agha se tenaient debout à une certaine distance et présidaient au service, par gestes, et sans proférer une parole. Ils ne peuvent prendre place à côté du père ou du frère aîné.

Un mouton entier, rôti, est porté par deux nègres, embroché par une longue perche ; on le dépose à terre sur un immense plat en cuivre rouge, tout orné d'arabesques, et l'un des négros tirant la perche, d'autres serviteurs le mouton, il reste sur le plat toute la bête, sauf la tête et les pattes que l'on s'empresse de faire disparaître, puis le plat est triomphalement porté au milieu de la table.

A ce moment, commence une opération des plus bizarres, c'est de saisir avec les mains les morceaux qui peuvent paraître les plus agréables; — armé d'un long couteau, espèce de yatagan, le nègre dépèce avec soin les lanières croquantes des parties grillées qui sont à la surface, et les met sans façon, avec ses doigts, dans l'assiette des convives; il plonge sa main dans le corps de l'animal, va chercher le cœur, les reins, et les déchirant de manière à y laisser adhérente une certaine quantité de graisse, il en jette les morceaux dans l'assiette des convives les plus considérés; — j'eus l'honneur de recevoir un morceau réputé très-délicat, que je fis passer au capitaine W..., plus habitué que moi à ces offres galantes.

Manger avec ses doigts n'a rien qui surprenne; quel est celui qui n'a pratiqué cent fois cette méthode primitive; mais recevoir de la main luisante de graisse d'un négro un morceau de cœur arraché à cette bête, qui est là, étendue comme un cadavre, cela a de quoi faire reculer le moins délicat, et ôter l'appétit au plus vorace...

Les premiers instants furent durs, puis enfin l'exemple de mes compagnons, les invitations pressantes de l'agha et, aussi, l'odeur délicieuse répandue dans la salle par le rôti, firent disparaître la pénible impression que j'avais ressentie, et sans attendre que le négro remplît mon assiette, je portai hardiment la main sur la victime, et je tirai de mon côté, tandisque capitaine, lieutenant et agha tiraient chacun du leur.

Nous avions à faire honneur à un repas homérique, et il fallut, quoique à regret, laisser emporter l'immense plat sur lequel s'étalaient les débris que nous n'avions pas consommés.

Un mouvement se fit derrière nous, et le cercle silencieux présidé par Mohammed s'émut, le mouton passait de notre table au milieu de ce cercle. Dix bras se détendirent, dix mains s'attachèrent à ces muscles déjà attaqués par nous, et chacun se mit en devoir d'en tirer à qui mieux mieux.

Il faut se souvenir que la maison de l'agha se compose d'une cinquantaine de personnes, et que le mouton doit faire sa migration à travers toutes les catégories sociales qui composent cette famille, jusqu'à ce qu'enfin les sloughis se chargent de débarrasser la salle des derniers vestiges de la carcasse de l'animal; jamais mouton ne fit plus de profit.

Après le mouton, un délicieux potage au vermicelle fut servi, que chacun attaquait avec une cuiller. — Pour nous, les assiettes fonctionnaient; une fois le potage placé au centre des caïds, la cuiller de bois plongeait dans l'énorme terrine, et, comme autrefois nos braves troupiers, chacun d'eux puisait à son tour, en silence et dans un ordre parfait.

Une douzaine de terrines pleines jusqu'au bord succédèrent à ce premier service. C'était de la cuisine arabe pure; des poulets, du mouton, puis de l'agneau, puis encore du mouton, des poulets et de l'agneau. Des légumes frais ou secs, mêlés à tous ces plats avec un trait d'union commun à tous, représenté par des œufs; l'oignon farci, l'artichaut, la fève, le pois chiche, le piment doux, se retrouvaient partout avec des nuances dans la quantité. L'usage des piments et des sauces relevées est très-répandu chez les Arabes, mais je n'ai point remarqué qu'ils en fissent plus d'abus que certains peuples méridionaux de l'Europe.

La préparation de ces aliments, faite au beurre, n'avait rien de bizarre ni de répugnant, et il fallait que nos estomacs fussent bien disposés pour que notre appétit répondît à une telle profusion. Le négro, sa serviette sur le bras, passait derrière chacun de nous, en offrant le plat où plongeait discrètement notre cuiller, et, lorsqu'il voyait que cette discrétion allait jusqu'au refus, il allongeait tranquillement sa main gauche dans la terrine et remplissait notre assiette, tout cela avec une gravité qui ne permettait ni rire ni objection.

On voyait percer à travers ce service bizarre, et commandé par une envie sérieuse de montrer jusqu'à quel point notre hôte estimait nos coutumes, l'instinct primitif d'un peuple habitué à une simplicité inconnue au dernier des paysans.

J'aurais certainement préféré manger comme les caïds avec mes doigts ou avec une petite cuiller de bois, mais il fallait, bon gré mal gré, subir jusqu'au bout les lois d'une étiquette que la main du négro rendait peu attrayante. Après que ce copieux service eut disparu pour être distribué à nos voisins silencieux, le couscouss fut apporté dans une soupière immense.

Le couscouss est le potage national, le potage de toutes les populations orientales, et il mérite, à plus d'un titre, l'analyse du physiologiste.

Les femmes arabes consacrent la majeure partie de leur temps à préparer sous la tente ce plat, le plus simple dans sa composition, et le plus complet au point de vue de la nutrition.

Avant que l'art des pâtes alimentaires fût répandu en Europe, et eût acquis le degré de perfection qui en a fait une des branches d'industrie des plus importantes, les femmes italiennes, en Sicile et dans la Calabre, procédaient exactement comme les femmes arabes. Les Juives de l'Algérie, et les femmes des pêcheurs napolitains, emploient encore les mêmes moyens pour rouler ces farines humectées qui servent dans leur cuisine.

Le couscouss est, tout simplement, de la farine de blé dur, humectée et roulée entre les doigts avec une dextérité extrême, puis séparée en petits grains qui sont grossis, par de la farine surajoutée, dans de larges sébiles en bois.

Depuis que la conquête a introduit en Algérie la fabrication des pâtes alimentaires, les Arabes portent leur grain sur le marché, et achètent en échange de la semoule, qui sert de gangue au grain que la main habile des ménagères grossit à volonté, dans des tamis en alfa artistement tressés.

A voir un immense plat de couscouss, on dirait une énorme pyramide de riz cuit, fumant et sans bouillon.

Lorsque la femme arabe a préparé sa pâte, elle la

place dans un pot en terre, percé de trous à la partie inférieure; — ce pot de terre est ajusté sur une marmite, où cuit un quartier de mouton ou une poule, la vapeur passe à travers les petits trous et va se répandre dans la pâte, qu'elle cuit et auquel elle communique le parfum de la viande qui fait le pot-au-feu.

Il est facile de comprendre, par cette simple explication, que le couscouss est un mets très-complet, et de nature à satisfaire tout à la fois la faim et le goût.

Quand le couscouss est cuit à point, la ménagère met sur un plat creux toute la pâte fumante et simplement humectée par la vapeur qu'elle a absorbée; elle orne sa pyramide, çà et là, de quartiers de viande; le tout est couronné par la poule bouillie ou par un morceau de mouton, et offert à l'époux et à la famille. On mélange à la pâte des fèves, des pois chiches, ou du raisin sec, qui en relèvent le goût, et le rendent très-succulent.

Le bouillon est mis à part, et l'Arabe le boit après avoir mangé le couscouss; les Européens préfèrent le mélanger dans leur assiette pour rendre le plat plus commode à avaler.

Le négro, armé de deux marmites en terre contenant, l'une du bouillon, l'autre du lait, versait dans nos assiettes l'un ou l'autre de ces liquides, à notre choix.

La méthode arabe, pour manger ce plat traditionnel, consiste à plonger l'extrémité des doigts dans la pyramide, à former une boulette qu'on lance dans la bouche, et qu'on avale sans trop de difficulté.

Nous mangions dans des assiettes et avec des cuillers, et pendant que je savourais ce mets que je trouvais délicieux, je pensais involontairement à Judas l'Iscariote et à ces paroles de Jésus le Nazaréen : « *Celui qui mettra le premier, avec moi, la main dans le plat, celui-là me trahira!* » C'est surtout lorsque l'énorme soupière, un peu allégée par nous, passa de notre table dans le cercle des caïds que présidait Mohammed, et que je vis leurs mains s'allonger pour plonger avidement dans la pâte succulente, que je compris ce qui avait dû se passer au dernier repas que le Christ prit avec ses disciples.

Il ne resta pas plus du plat de couscouss, qu'il n'était resté du mouton rôti ; en quelques instants la soupière fut vide.

Les Arabes ne boivent guère pendant le repas, aussi vers la fin, je vis circuler les terrines de lait et de bouillon, et chaque caïd boire à son tour, et dans un ordre parfait.

Après le couscouss, la salade, mets exquis et préparé avec un soin tout particulier, qui la rend préférable à celle qu'on mange en Europe ; elle est toujours hachée menu, assaisonnée d'oignons et de piments qui en relèvent le goût et la font désirer, après ces copieux repas de ragoûts et de viandes rôties.

Le dessert se compose d'une infinité de pâtisseries, assez grossières par la forme, mais très-succulentes parce que le miel y domine.

Des fruits de toute sorte, la banane, la mandarine, l'orange de Portugal, la pêche de Calaa, l'incomparable raisin muscat de Mascara, la grenade, s'éparpillaient sur la table, formant le plus délicieux assemblage de tons, de nuances et de parfums.

La grenade, que son acidité fait rejeter dans les repas de l'Europe, est préparée par les Arabes de façon à en faire un mets des plus fins et des plus délicats : on égrène une grenade dans une assiette creuse, on y ajoute de l'eau de fleur d'orange et du sucre, et on laisse macérer deux ou trois heures. J'avoue qu'il n'est rien de plus agréable au goût, et de plus propre à rafraîchir un palais fatigué par un copieux repas.

Le *kaoua*, le café, nous fut servi dans des tasses en porcelaine de Sèvres, et sans anses. Cette délicieuse liqueur, aromatisée et ambrée, était servie dans un service emboîté par des filigranes de Gênes, précieux cadeau du *marichâne* Pellissier, auquel l'agha tenait par-dessus tout. Quel contraste entre ces vases délicats, qu'une main de marquise pourrait seule manier sans profanation, où s'étalent sur un fond d'azur de fines fleurs dues à des pinceaux habiles, et ce milieu rude, étrange, rudimentaire, où le sentiment de l'art est inconnu ! Pour Kaddour, l'homme qui lui avait donné ce magnifique service était tout, l'objet en lui-même parfaitement indifférent.

La diffa avait duré trois heures, un immense coucou, un vrai coucou planté comme un Dieu therme dans un coin de la salle, faisait entendre, au milieu d'un silence somnolent, ses régulières et sonores oscillations. Il paraissait étrange de trouver un pareil meuble chez un Arabe, pour qui le temps ne compte pas, qui ne sait ni l'époque de sa naissance, ni son âge, et à qui il est défendu de révéler l'heure de la mort de l'un des siens.

Tout le monde se taisait, les pipes, allumées à un brasero placé vers le milieu de l'appartemant, semblaient autant de cassolettes où brûleraient des parfums; les candélabres avaient été emportés avec les débris du festin, et une lampe fumeuse accrochée au mur éclairait doucement cette étrange scène. Une sorte de somnolence gagnait tous les convives. Je ne sais combien dura cette sorte de sieste, mais je n'entendais autour de moi que les oscillations du pendule, et je n'avais plus ni force pour me lever, ni intelligence pour analyser. Les caïds s'étaient peu à peu éclipsés, les serviteurs, pieds nus, avaient, muets comme des automates, fait disparaître toutes les traces de la diffa, il était temps d'aller prendre du repos.

Notre hôte se leva, tout le monde en fit autant; ce qui restait des caïds vint en silence toucher la main du chef, chacun d'eux porta le bout de ses doigts à ses lèvres, puis plaça sa main sur son cœur et se retira en silence.

Ses enfants restèrent pour nous accompagner dans la chambre qui nous était réservée, et qui était à l'étage inférieur.

Nous saluâmes l'agha, qui attendit pour se retirer que nous eussions disparu, et, précédés par ses trois fils, nous fîmes nos préparatifs de retraite. C'est à ce moment que nous pûmes voir combien est grande la déférence que l'Arabe professe pour ses hôtes. J'étais brisé de fatigue, ému de tout ce que j'avais vu et entendu, et cependant au lieu de saluer les enfants de Kaddour, ce qui est d'usage lorsqu'on veut que le maître de la maison aille se livrer au sommeil, je pris un plaisir infini à garder près de nous Morfy, le chasseur intrépide, le cavalier par excellence, dont la main caressait la tête intelligente d'un magnifique sloughi, tout couturé de cicatrices faites par la défense du sanglier.

Il n'était pas fâché lui-même de se venger de la contrainte que l'étiquette lui avait imposée, et de se trouver sans gêne et sans façon avec les Français, qu'il aime passionnément.

Morfy est l'incarnation de la vive imagination de l'Arabe; il est naïf dans ses expressions et dans ses croyances, violent dans ses désirs et dans ses passions; il aime à raconter la chasse... presque autant qu'Alexandre Dumas.

Il n'a point encore eu l'occasion de se mesurer avec le lion et la panthère, et c'est là son désespoir, mais il a littéralement dépeuplé l'agalick de son père des *Halloufs* (sangliers) qui y pullulaient.

Il méprise le chacal et garde la hyène pour ses menus plaisirs et pour l'amusement de ses invités.

Le jour même, il en avait fait prendre une de forte taille, et voici le récit qu'il fit de la manière dont on s'en était emparé :

« La hyène est lâche et se retire dans des trous où « elle entre en rampant. Trois Arabes se placent de« vant le repaire, deux d'entre eux se tiennent à l'ori-

« fice, un bernouss à la main, le troisième se glisse sur « la trace de l'animal. Il allume une petite bougie pour « voir à quelle distance peut se trouver la bête, puis, « arrivé près d'elle, il lui adresse les paroles suivantes :

« Deba, donne la patte, je te mettrai du henna, tu « sais, du henna comme celui dont Fathma rougit ses « mains et ses ongles » — et, ajoute imperturbablement Morfy, la bête donne la patte.

L'Arabe lui entoure la tête avec un bernouss, et la traîne hors de la caverne, où ses compagnons achèvent de la lier et l'emportent triomphalement dans le village.

Lui passer deux points de suture dans le museau, de manière à rendre toute défense impossible, et la livrer ensuite à sa meute affamée, est pour Morfy un divertissement sans égal. Quelques jours auparavant, il en avait nourri une pendant trois jours avec un mouton, pour l'offrir en spectacle à des officiers supérieurs invités chez son père ; le lendemain de notre visite, même sort était réservé à celle qu'il avait prise, je n'eus aucune envie d'assister à cet horrible hallali.

Le renard est en Algérie un très-petit animal, inférieur au chacal, plus petit que le renard de France, avec de très-longues oreilles, et dont les Arabes ne font aucun cas. Les indigènes croient fermement à l'accouplement de l'aigle et du renard.

— J'ai vu, disait Morfy, j'ai vu cet accouplement !

— Et qu'en résulta-t-il ? lui demandai-je.

— Des serpents !

— As-tu vu les serpents?

— Non, oh! pour cela, je ne les ai pas vus, mais les Arabes les ont vus.

Il était temps qu'il cessât d'être aussi affirmatif.

« Il existe, nous disait-il, dans le Sahara, un animal qui n'a qu'un pied, c'est le lamt; il est grand comme l'autruche, et il n'est pas de cavalier qui puisse l'atteindre à la course. Lorsque les Arabes veulent le prendre, ils lui tendent un piége.

« Comme le lamt n'a qu'un pied, il est obligé pour dormir de s'appuyer contre un palmier ; ainsi appuyé, il dort sans inquiétude.

« Les Arabes, qui savent en quels lieux il vient se reposer, scient l'arbre au pied, ne lui laissant qu'une très-légère épaisseur, pour que le vent ne puisse pas le renverser avant que le lamt s'en soit approché. L'animal s'appuie contre son arbre favori, le renverse et tombe avec lui; c'est ainsi qu'on peut parvenir à s'en emparer; mais quant à le suivre à cheval, impossible, il est rapide comme le simoun! »

La chasse à la perdrix l'occupe beaucoup, et elle est l'objet d'une pratique bizarre. Les Arabes fabriquent un mannequin, soit avec la peau d'une panthère, soit avec des tissus imitant cette peau; placés dans un champ, ils abaissent graduellement ce mannequin vers la terre, en imitant le chant de la perdrix, et s'emparent facilement de ces volatiles confiants, qui ont, au dire de Morfy, l'habitude de picorer la vermine sur le corps de la terrible bête.

Le lynx est bien l'animal le plus vaniteux de la création, et c'est ce sentiment qui le livre aux Arabes : — ce n'est point avec la poudre qu'on lui fait la chasse, mais avec de douces paroles. — L'Arabe qui en rencontre un sur son chemin, lui lance avec un appel particulier le nom du lion à la tête : « Sbaa ! sbaa ! » le lynx fait le gros dos, — « sbaa ! sbaa ! » il se roule et clignote ses yeux fauves, — « sbaa ! sbaa ! » et il est dans le bernouss de l'indigène, qui n'a plus qu'à se garantir de ses griffes aiguës en l'enfermant complétement dans son vêtement.

Le brave Morfy n'aurait cessé de nous raconter ses histoires de chasse, avec une animation bizarre et une foi profonde, si l'heure avancée ne nous avait privés du plaisir d'entendre ces naïves confidences, derrière lesquelles on peut étudier le désordre d'imagination d'un peuple superstitieux comme l'enfance.

La matinée devait nous offrir son contingent de surprises. Le vieil agha nous attendait pour nous faire les honneurs de la partie réservée du Bordj. Nous allions analyser la pensée achitecturale de cet homme dans tout ce qu'elle pouvait avoir de délicat.

Après avoir franchi un perron de sept à huit marches, on entre dans une cour autour de laquelle les chevaux du maître sont attachés par les pieds de devant à une corde tendue près du sol, et abrités des rayons du soleil par une toiture en tuiles. On franchit lestement cette cour, aussi malpropre et plus mal entretenue que la cour de la dernière ferme européenne, et après avoir jeté un regard d'admiration sur ces beaux animaux, qui allongent leur tête intelligente, comme pour supplier qu'on les délivre de leurs entraves, et qui hennissent en secouant leur crinière longue et flottante, on pénètre dans un escalier étroit comme ceux qui étaient pratiqués dans l'épaisseur des tourelles des anciens châteaux.

On arrive, un à un, sur une galerie intérieure à colonnades torses, comme celles qui ornent les maisons mauresques. Du haut de cette galerie nous respirions l'odeur de la cuisine que les négresses préparaient sur de petits fourneaux en terre. Il y avait autant de fourneaux que de terrines, et autant de négresses que de fourneaux. Deux d'entre elles préparaient le couscouss avec une dextérité vertigineuse, qui retenait nos yeux sur cette préparation. Une autre balançait une outre en peau de chèvre, complétement gonflée et suspendue par ses deux extrémités à une corde assez élevée, absolument comme une balançoire. A chaque oscillation, la partie inférieure de l'outre venait heurter une barre de bois, arrondie et placée transversalement ; le choc se transmettait dans la masse du liquide, et ainsi s'accomplissait une opération dont je n'avais jamais été témoin chez les Arabes : la préparation du beurre. L'outre renfermait au moins quarante litres de lait, et la négresse paraissait un automate, tant ses mouvements offraient de régularité.

L'agha fut obligé de nous arracher à notre contemplation, car nous éprouvions un grand plaisir à saisir sur nature ces secrets de l'existence intime.

Nous entrâmes dans la chambre du *marichâne*, et autant nous avions été frappés de la simplicité des appartements que nous avions visités, autant nous fûmes émerveillés de l'harmonie parfaite et du luxe d'ornementation qui régnaient dans cette vaste et belle salle.

Elle avait au moins quinze mètres de longueur sur quatre de largeur. Un tapis de Calaa, le plus beau, le plus délicat de nuances que j'aie jamais vu, couvrait le parquet d'une extrémité à l'autre.

En face de la porte cintrée et ogivale, un marabout recevait le jour par trois petites rosaces garnies de verres de couleur; autour du marabout garni d'un épais tapis du Sud, régnait un véritable divan, composé de coussins empilés les uns sur les autres et garnis d'étoffes de soie et or à grands ramages.

Une panoplie d'armes étincelait au-dessus d'une rosace, et ces armes-là n'étaient pas des joujoux de dandy faits pour orner un boudoir; il y avait là des tromblons, des fusils arabes aux longs canons turcs, qui avaient fait parler la poudre ; des yatagans qui s'étaient plongés dans des poitrines, et des sabres recourbés qui avaient fait voler des têtes.

Je connaissais le passé de Kaddour, et les relations que j'avais eues avec lui étaient assez intimes pour me permettre de satisfaire un mouvement de curiosité auquel je ne pus résister.

« Montre-moi, lui-je en souriant, celui que tu portais lorsque tu étais au service du bey Hassan. »

L'agha n'eut pas un tressaillement, son œil n'eut pas un éclair, ses sourcils d'aigle ne se contractèrent point, il releva simplement son bernouss, étendit sa main mutilée et, d'un geste, il me désigna une arme magnifique, petite, recourbée, et dont le fourreau était tout en cuivre guilloché.

Cette arme-là avait fait voler plus d'une tête sur la place du marché à Mascara, car la fonction du chaouh du bey Hassan, mission de confiance et toute honorifique chez les musulmans, consistait à faire l'office de bourreau !

Je considérai quelques instants cette arme terrible, et je me détournai sans affectation pour ne pas laisser entrevoir l'émotion qui m'agitait.

Sur un autre pan de la muraille, des pipes magnifiques étaient rangées sur les crochets de ces délicieuses crémaillères peintes, qu'on ne fabrique bien qu'à Alger, et qui ont le mérite de supporter tant de choses sans empiéter sur l'espace, et sans troubler l'harmonie des peintures murales.

Cette alcôve était bien le plus délicieux sanctuaire que l'amour mystérieux ait pu rêver. Une épaisse tenture d'algérienne, relevée à droite et à gauche, fermait en retombant cette voluptueuse retraite et plongeait la grande salle dans une obscurité complète.

Aux deux extrémités de cette galerie on apercevait deux grands lits en fer, garnis de draps de laine excessivement fins et de couvertures de Tunis ; ces deux lits étaient réservés aux grands personnages que l'agha pouvait recevoir.

Les murs étaient entièrement peints, le plafond relevé d'arabesques, avec une splendide rosace, argent, rouge et or, du plus délicieux effet.

De tous côtés, des étagères peintes, d'un aspect charmant, soutenaient des aiguières et des vases turcs.

Le pas s'amortissait sur ces tapis moelleux; tout respirait là la vie orientale, le luxe asiatique, le repos, le mystère et l'oubli du monde.

Le peintre avait compris l'agha, et il avait apporté dans l'exécution de sa pensée un soin et une délicatesse qui prouvaient combien il était initié aux coutumes des indigènes riches et magnifiques dans leurs capricieux désirs.

En sortant, et après avoir visité toutes les parties des étages inférieurs, jusqu'au bain maure que Kaddour a fait installer avec soin pour le service de ses femmes, il nous restait une pénible impression, c'était de n'avoir aperçu nulle part, même à travers un étroit et indiscret judas, le sourire d'une femme. Il fallait pourtant se résigner à quitter cette demeure somptueuse et claustrale sans voir l'ombre, même voilée, d'une des épouses de Kaddour. Nous jetâmes un regard de regret vers une aile de bâtiment qui renfermait ses joies intimes, et nous reprîmes le chemin tortueux de notre logement.

Là, assis sur des coussins et fumant le tchibouk, nous assistâmes à la kouma.

La kouma est l'heure de la justice; chaque jour l'agha entend, entouré des cadis, les plaintes de ses sujets. Tout nous était réservé, même la vue des châtiments corporels infligés par les chaouchs, immobiles jusqu'au moment où le maître fait un signe.

Un malheureux fut amené et poussé dans la salle; je ne sais ce qu'il avait fait, mais après quelques mots d'explication et un signe de Kaddour, je le vis s'étendre à plat ventre les mains croisées autour de sa tête.

L'agha projeta son immense coiffure sur la partie postérieure de son cou, et à l'instant deux chaouchs abattirent leurs bâtons sur les reins du patient, avec la régularité des batteurs en grange... Au vingt-cinquième ou au trentième coup, la coiffure de l'agha reprit sa place et son aplomb sur sa tête, et le supplice cessa. Pas une parole n'avait été prononcée, pas un gémissement de la part du patient, qui se releva avec une rapidité extrême et s'enfuit sans rien dire et sans se plaindre.

Quand la kouma fut terminée, l'agha s'abandonna à une causerie assez animée, et son sourire effaça l'impression que nous avait produite le justicier.

J'osai risquer une question délicate, mais je savais d'avance que la réponse serait explicite et franche.

— Où caches-tu tes trésors? lui demandais-je en souriant.

Cette question peut paraître fort indiscrète au lecteur, mais elle ne l'était pas pour Kaddour-Morfy, à qui elle avait été plus d'une fois adressée.

— J'ai montré au *marichâne* quarante marmites de douros couvertes de beurre, me répondit-il. Il y avait là à peu près un million; mais depuis lors, j'ai fait bâtir à Mostaganem et à Mascara, et les marmites ont diminué : le beurre a fondu, ajouta-t-il en souriant.

L'agha a des idées toutes françaises, il aime mieux toucher le fruit de la propriété, que d'enfouir les douros, persuadé que le temps est proche où la loi nivellera les héritages.

On peut dire de lui qu'il n'est pas riche, si on compare sa fortune à celle du bachagha Si Hamed ould Caddi, ou bien à celle des fils de Si Hamza, que l'on prétend avoir plus de trente millions enfouis dans le sol.

Il me souvient d'avoir entendu la réponse de Si Bou-Beker, l'aîné des fils de Si Hamza, qui n'avait point assisté à la mort de son père, retenu qu'il était par l'expédition contre le chérif Mohammed ben Abdallah, qu'il fit prisonnier à Ouargla.

— Sais-tu, lui demandait un chef de bureau arabe, où ton père a caché ses trésors?

— Je l'ignore, répondit-il, mais le nègre de mon père me le dira.

Le chef indigène ne prend jamais son fils pour confident, quelque affection qu'il ait pour lui; c'est un confident étranger, un serviteur, qui désigne à son héritier le secret de la fortune qui lui reviendra.

Le serviteur honoré d'une semblable confiance ne trahit jamais son maître.

Une promenade matinale dans le village et aux environs nous permit d'étudier les efforts que Kaddour-Morfy avait tentés pour introduire à El-Bordj un rudiment de commerce.

Quelques juifs, quelques Mozabites, trois ou quatre Maltais, occupaient les boutiques basses et humides d'une sorte de caravansérail que l'agha a fait construire à ses frais, progrès dont on doit lui tenir compte;

car, ce qu'il est le plus difficile d'obtenir des indigènes, c'est l'emploi de leur argent dans la construction. El-Bordj est un point admirable comme position, et, un jour, ce sera une petite ville charmante.

Le déjeuner nous attendait, avec le même cérémonial que nous avons décrit, les mêmes visages et les mêmes terrines, il n'y manquait que le mouton rôti, réservé pour le repas principal, qui, chez les Arabes comme chez les peuples du Nord, a lieu le soir.

L'instant du départ est celui des protestations, des souhaits, des regrets et des attentions délicates chez tous les peuples. Chez les Arabes, il s'y ajoute un sentiment particulier, celui de la sûreté des voyageurs.

Morfy, le beau conteur, l'habile cavalier, nous accompagnait, monté sur son cheval le plus fougueux, auquel il laissait une grande liberté d'allure, et qu'il excitait parfois dans les passages difficiles pour montrer sa souplesse et sa vigueur ; c'était un beau spectacle au milieu d'une grande et splendide nature. Arrivé à la limite de l'agalick, il nous salua en mettant la main sur son cœur, tourna bride et partit au galop, suivi de ses grands sloughis qui volaient comme des gazelles sur les grandes touffes de palmier nain.

Cette visite m'avait permis de saisir au passage les principales nuances de la civilisation arabe; mes impressions, jetées dès le lendemain sur le papier, sont restées fraîches et conservent tout leur enseignement.

Aujourd'hui le beau Morfy dort dans le cimetière qui couronne à l'est la petite ville d'El-Bordj, il s'en est allé dans le pays des rêves, et son père, le vieil agha-

lui a survécu pour le pleurer. Des compagnons que j'avais à mes côtés, plusieurs ont été moissonnés par la guerre. Rien n'a changé à El-Bordj, et le vieux château féodal domine toujours le gourbi du pauvre !

V

LA FEMME ARABE.

Michelet, dans une de ses poétiques leçons faites au Collége de France, disait un jour : « Mahomet, lorsqu'il élabora la constitution sociale des Orientaux, fut très-embarrassé, il ne sut que faire de la femme ! »

Cette parole m'est revenue souvent en mémoire, pendant que j'étudiais les indigènes de l'Algérie. Il est constant que la femme y est classée dans une sphère spéciale ; elle est l'objet de toutes les préoccupations de l'Arabe, de toutes ses convoitises, et la source de tous ses embarras.

L'état social de la femme arabe ne peut en rien être comparé à celui des femmes européennes. Lorsqu'on étudie attentivement les mœurs et les coutumes des indigènes, on parvient à établir des points de comparaison entre eux et les différents peuples, mais il est impossible d'en établir entre la destinée de cet être paria, que l'homme n'estime qu'en vue des jouissances matérielles, et dont il ne protége ni les intérêts ni la vieillesse.

Un magistrat s'écriait dans un procès scandaleux qui s'est dénoué devant la cour d'Alger : « Le mariage arabe n'est qu'une prostitution! » Cette crudité oratoire dit tout.

La polygamie est la loi de reproduction des peuples d'Orient. Mahomet autorise un nombre limité de femmes dites légitimes, mais il est si peu exigeant dans ses restrictions, que le musulman peut facilement éluder la loi et satisfaire tous ses caprices. Il a pour lui le divorce, dont il use avec une facilité extrême.

Il existe sur les coutumes orientales des idées tellement erronées, qu'il n'est pas hors de propos de tracer un rapide tableau de l'existence de la femme, et de montrer quelle est la part misérable qui lui a été faite dans cette société bizarre. On a si souvent représenté les Arabes comme des êtres jaloux à l'excès, et soucieux avant tout de leur bonheur intime et de leur dignité de maris, qu'on ne saurait trop détruire ces préjugés et ces mensonges.

La jeune fille indigène comprend, dès sa plus tendre jeunesse, qu'elle est vouée au gynécée. La possibilité du célibat ne lui apparaît sous aucune forme, ni à la suite d'un acte de volonté, ni par le fait de convenances ou de combinaisons sociales.

Son existence matérielle n'étant point garantie par la loi de succession, elle n'est pas libre de disposer d'elle-même, ni de son avenir. Elle n'a qu'une seule chance, la beauté; qu'un seul culte, la maternité!

Il n'existe, dans l'enfance, aucune différence entre la vie des petits garçons et celle des petites filles. Dans le douar, on voit courir tous ces petits démons à peine vêtus, dans les touffes d'alfa et de palmier nain. Dès que la jeune fille atteint la puberté, dès qu'elle est nubile, elle est séparée de ses frères, et elle prend place à côté des femmes dans la partie réservée de la tente; elle est dès lors obligée de voiler son visage, et de fuir la curiosité des hommes.

C'est l'instant critique de sa vie, car c'est le moment où le père peut la vendre.

Dans la tribu, le prix d'une jeune fille ne dépasse guère cent cinquante à deux cents francs, sans compter quelques petits cadeaux que le futur joint à ses douros. Le mérite de la jeune fille consiste à savoir préparer le couscouss, et à savoir tisser les bernouss et les haïks. Dès qu'un Arabe sait qu'il y a quelque part, sous une tente, une jeune fille qui possède ces qualités, il observe de loin la démarche et l'attitude de celle qu'il convoite. Quelques signes imperceptibles pour le commun des observateurs, mais parfaitement compréhensibles pour lui, l'enhardissent dans ses démarches. Une fleur posée dans les replis du haïck ou semée sur la route du soupirant, un léger dérangement dans les plis du voile qui couvre le visage, lui font comprendre qu'il est agréé et que sa présence n'est point importune.

Le père n'est point trop exigeant, et ne résiste guère à l'appât de quelques douros. Sa sollicitude est bien plus personnelle que tournée vers l'intérêt de sa fille. C'est une marchandise qu'il livre au plus offrant, et il ne connaît point la résistance, une fois le marché conclu : la fille doit obéir à ses ordres, et suivre sans discussion, l'homme qui l'a achetée.

Nous avons pu étudier de près la famille arabe dans ce qu'elle a de plus intime. Notre profession nous a permis de recueillir des observations et d'établir des statistiques qui ne sont inutiles ni au point de vue scientifique, ni au point de vue de l'étude comparée des races.

Il est généralement admis que la précocité de la femme est en raison de la latitude qu'elle habite. M. Brierre de Boismont, dans son ouvrage *sur la Menstruation*, a résumé les faits acquis à la science. Nous n'avons trouvé nulle part de statistique propre à l'Algérie, et, jusqu'à ces derniers temps, nous avions partagé les idées communément acquises sur ce sujet. — L'observation directe nous a permis de les rectifier.

La jeune fille arabe est mariée, presque toujours, dans les premiers mois qui suivent la première menstruation. Elle est fiancée bien souvent avant cette apparition, mais elle ne se sépare de sa famille, pour suivre son mari sous la tente, qu'après l'établissement de la puberté.

Il résulte de nos observations personnelles que, dans la tribu où les conditions hygiéniques sont déplorables, la jeune fille n'arrive à l'âge de puberté qu'après la quinzième année, souvent vers dix-huit, quelquefois même après vingt ans. Son corps est moins bien développé que celui des jeunes filles qui vivent dans les villages et, surtout, beaucoup moins que celui des jeunes Mauresques qui vivent dans les villes.

La menstruation est donc en raison des soins hygiéniques, et non en raison de la latitude, ou du climat.

C'est une loi observée en Europe, où la menstruation est plus tardive dans les campagnes que dans les villes.

Cet arrêt de développement démontre suffisamment la supériorité des races que l'éducation perfectionne et que le bien-être entoure.

L'existence misérable de la femme dans son enfance est suivie d'une existence plus misérable encore dans sa jeunesse; aussi la beauté réelle de la jeune fille indigène n'est-elle qu'éphémère, et, si on la constate, c'est à travers les signes d'une décrépitude précoce.

Les traits sont fins et distingués, les yeux admirables, la chevelure noire et abondante; le corps est plein de souplesse, les attaches articulaires sont fines et déliées, la démarche pleine de grâce.

Si fugitif que soit le moment qui suit et accompagne la puberté, il est facile de le saisir, lorsqu'on fréquente les Arabes de la tente, et on comprend que cette jeune fille pleine d'attraits et de charmes devienne l'objet d'une convoitise qu'explique d'ailleurs le tempérament fougueux des indigènes.

L'enfance, sans restriction, est bercée de rêves d'amour, et la communauté d'existence ne tend nullement à affaiblir des tendances que le climat surexcite. La jeune fille arrive donc à l'âge de sa transformation avec une pleine connaissance de sa destinée. Elle ne raisonne pas avec ses intentions, elle s'y abandonne tout entière.

Faut-il ajouter que, vivant dans un milieu dissolu, et n'ayant pour frein ni la morale, ni le sentiment de sa dignité, elle est le plus souvent préparée, par le libertinage, à un mariage qui n'est que la consécration de son éducation lascive.

Triste état social, où la mère de famille n'est point initiée graduellement aux grands devoirs qui lui incombent, où la malheureuse jeune fille sait d'avance que son règne durera juste autant que sa beauté éphémère!

Quel rôle joue la nouvelle épouse! elle vient prendre sous la tente la place d'une rivale qui, hier, avait une empire égal au sien dans le cœur du mari, et qui, sous ses yeux, est reléguée avec ses enfants au second rang. Elle allume des colères et des jalousies, qui ne s'éteignent que lorsqu'une troisième concubine vient, à son tour, lui signifier l'arrêt d'indifférence et d'abandon du maître.

Si elle est mère et que son sein soit fécond, elle a quelques chances de durée, mais si elle est stérile, le divorce est là qui l'attend.

L'Arabe, capricieux, n'écoute ni la voix de la raison qui lui dit que ses ressources sont très-limitées et que le Prophète lui a recommandé de ne prendre que le nombre d'épouses qu'il pourra nourrir. Il ramasse des douros pour se procurer de nouvelles et incessantes satisfactions. Il ne connaît point les scrupules de la conscience, il n'écoute que sa passion, et sa mobilité a quelque chose de celle de la bête fauve.

La femme aimée est l'objet de ses attentions les plus délicates. C'est pour elle qu'il achète les belles ceintures brodées, les beaux foulards d'Alger, les verroteries et les bracelets d'or ; pour elle qu'il se procure des haïks de soie et de laine, du Maroc ou de Tunis. La femme délaissée prépare les aliments, tisse des bernouss, va laver les toisons, va à la fontaine chercher de l'eau, qu'elle porte dans des outres sur son dos; elle tourne la meule pour moudre le grain; elle est la bête de somme de la vie intérieure.

Le mariage arabe est un engrenage sans fin, qui prend la jeune créature à la société pour la transformer en un être décrépit et informe qui périt, sans protection, dans l'abandon et la misère.

Tandis que, dans les sociétés où la femme est entourée de respect et de soins, la beauté atteint tout son éclat vers l'âge de trente ans, dans la société arabe, cet âge est déjà celui du déclin: la vieillesse est précoce pour la femme indigène.

La jalousie du mari se concentre sur celle qui plus, jeune et plus attrayante, possède son imagination; sa sollicitude ne va pas au delà de la satisfaction de ses désirs.

C'est un préjugé généralement répandu, de croire que les Arabes cachent leurs femmes à tous les regards. Dans la Kabylie, les femmes vont partout à visage découvert; plus on s'enfonce dans le Sud, moins on trouve de visages voilés. Enfin, faut-il le dire, dans les environs de Laghouat, chez les Oulad-Naïls, la prostitution est la première étape du mariage, les femmes se livrent au premier venu, et, lorsqu'elles ont ramassé assez de bijoux ou de douros, elles trouvent facilement à se marier avec des chefs de tente, même avec de grands chefs.

Au fond du mariage arabe, il y a une spéculation constante. Le père écoute toutes les propositions qui lui sont faites; véritable Basile, il pèse les arguments, et ne livre sa fille qu'au plus offrant.

Le commandant Richard a si bien décrit toutes ces turpitudes, que nous ne saurions ambitionner le degré de perfection qu'il a su atteindre; il a mis dans cette tâche tout l'esprit de Rabelais et toute la finesse de Beaumarchais.

Le mari, circonvenu par des commères, connaît d'avance les talents de sa future, il sait qu'elle prépare à merveille le couscouss, qu'elle sait tisser les haïcks; il sait si sa tenue est décente, et si son caractère est enjoué. Il calcule ce que lui rapportera son union et l'utilité de sa nouvelle ménagère, et il ne risque son argent qu'à bon escient.

« La coutume kabyle, à la différence de la loi ro-« maine et de la loi musulmane, n'admet point l'exis-« tence légale du concubinat, et les mœurs ne tolèrent « même aucune relation sexuelle en dehors du ma-« riage.

« Cette sévérité de la morale publique n'est malheu-« reusement point fondée sur le respect de la femme : « la position de celle-ci, dans la société kabyle, est « effacée et infime. Le mariage, pour ces rudes popu-« lations, n'est ni l'union intime de deux êtres dont « l'individualité se confond dans une communauté « d'affections, ni une société dans laquelle chacun a « des droits en harmonie avec ses devoirs : achetée, « livrée sans que, le plus souvent, sa volonté inter-

« vienne, la femme kabyle n'a pour ainsi dire pas de « personnalité légale : c'est une chose humaine.

« Il faut, à l'égard du rôle de la femme en Kabylie, « se dépouiller des erreurs qu'ont propagées les bril« lants paradoxes d'éminents écrivains. Si la coutume « accorde quelques droits à la mère, elle n'assure à la « femme qu'une impuissante protection, et ne lui « laisse de ressources contre l'oppression maritale que « la fuite et l'insurrection.

« La dot qui, dans le Coran, est la condition essen« tielle du mariage musulman, la dot, dont le droit « romain avait fait une institution politique, le *mor« gengab* de la tribu germanique, n'existe point en « réalité dans la société kabyle.

« Le père, à défaut du père le frère, l'oncle, un « agnat (*aceb*) quelconque, *vend* la jeune fille. Les lois « de l'humanité et de la pudeur ne sont même pas res« pectées dans le marché. La coutume ne fixe aucun « âge légal pour la consommation du mariage, et le « père a le droit de livrer aux caresses de l'acheteur « son enfant impubère (1). »

Chez les Maures, la polygamie n'existe qu'à l'état d'exception, la mère est plus respectée, le lien matrimonial plus étroit et plus sacré ; à mesure que le chef de famille comprend mieux les devoirs de la paternité, on voit l'existence de la femme entourée de plus de délicatesses.

(1) Extrait d'un ouvrage important que MM. Letourneux et Hannoteau vont incessamment faire paraître sur la Kabylie.

Le Maure présente dans sa démarche une dignité et une gravité peu communes, son visage est distingué, ses traits sont fins, il y a dans toute sa personne une noblesse incontestable. La femme mauresque de pure race est admirable, elle a des raffinements de gracieuseté qui la placent de beaucoup au-dessus de la femme de la tribu. Elle connaît les secrets intimes de la vie orientale, non pas seulement le secret de séduire, mais celui, bien plus grand, de fixer ; aussi le mari est-il très-réellement un type de jalousie et aussi de... fidélité. Il n'y a qu'un seul motif qui puisse le détacher de sa première épouse, c'est la stérilité. La femme qui sait que la famille est le véritable but du mariage se résigne, et supporte la présence d'une rivale féconde.

Le costume des femmes arabes est d'une simplicité extrême et se résume en quelques pièces de cotonnade, des haïcks et des bernouss tissés de leurs mains; parfois une ceinture en soie et quelques vestes brodées achetées aux juifs et dont elles n'ont pas même l'étrenne.

Les femmes mauresques ont des costumes très-riches, des vestes brodées sur velours, qui coûtent des prix fabuleux et qui représentent quelquefois le travail lent et minutieux de plusieurs mois.

Si on examine avec attention le costume de la Mauresque et ses allures, on retrouve en elle la tradition grecque dans toute sa pureté, l'attitude énervée de la petite-fille d'Aspasie, les mêmes préoccupations pour plaire et, chose étrange, tous les détails de toilette intime dont faisaient usage les courtisanes d'Athènes.

Il n'y a de musulman dans cette société que l'homme; la femme, à cause peut-être de l'oubli dont elle a été l'objet, est restée païenne; elle aime sans restriction et sans arrière-pensée, elle est courtisane par les sens, tandis que les femmes européennes le sont par intérêt. Elle se moque du vieux Critidès qui l'enferme derrière les barreaux d'une prison, et lorsqu'elle laisse tomber un œillet ou un bouquet de jasmin sur le passage de l'amant qu'elle convoite, elle y joint toute sa pensée et toute son âme. Elle aime, sans effronterie, et se livre sans réticence, tant elle a la conscience de sa fragilité, et la prescience de sa triste vieillesse.

Quand on ouvre le *Dictionnaire des antiquités romaines et grecques* de Rich, on est tout stupéfait d'y retrouver les détails de la vie intime des femmes indigènes, comme si, après vingt siècles, on ouvrait une page fermée la veille au moment du sommeil.

Il n'est pas inutile de reproduire un passage d'un livre publié par un historien qui vivait quatre siècles avant l'ère chrétienne, et dont les ouvrages sont perdus. — Il fait une peinture de la descente du roi de Perse dans l'Égypte : « Y a-t-il une ville, écrivait « Théopompus, et une nation dans l'Asie qui n'ait en-« voyé des ambassadeurs au roi? Y a-t-il rien de beau « et de précieux qui croisse ou qui se fabrique en ces « pays, dont on ne lui ait fait des présents. Combien de « tapis et de vestes magnifiques, les unes rouges, les « autres blanches et les autres historiées de couleurs! « combien de tentes dorées et garnies de toutes les

« choses nécessaires pour la vie ! combien de robes et « de lits somptueux ! combien de vases d'or et d'ar- « gent enrichis de pierres précieuses ou artistement « travaillés ! Ajoutez à cela un nombre infini d'armes « étrangères et à la grecque ; une foule incroyable de « bêtes, de voitures et d'animaux destinés pour les sa- « crifices... etc. » Ne dirait-on pas qu'on se retrouve en présence des tribus arabes, allant porter leur tribut à l'un des conquérants modernes, et ne retrouve-t-on pas là le catalogue des présents que les indigènes peuvent offrir ?

Le luxe asiatique a été transmis par les invasions en Égypte, puis de là dans la Libye et enfin par les conquérants arabes, jusqu'au Maroc. — Dans les coutumes, dans les usages qui concernent la femme, on ne trouve aucune modification importante, et les modernes courtisanes d'Alger ne sont que de pâles copies de celles d'Athènes.

La disposition du costume est encore la même : le haïk est relevé sur l'épaule et attaché par une agrafe triangulaire en or ou en argent, dont le dessin est grec ; le large pantalon flottant qui s'attache au-dessus de la cheville est grec ; le gilet à boutons brillants qui sert de corsage se retrouve, ainsi que la veste brodée d'or ou d'argent, chez la jeune fille grecque moderne. L'arrangement de la coiffure et jusqu'à la chachiac couverte de boudjous et de soltani si coquettement posée sur l'oreille, est encore la coiffure grecque. L'usage des colliers et du diadème remonte à la plus haute antiquité grecque. Il n'est pas jusqu'aux parfums et aux teintures dont elles font usage, qui n'aient également cette origine.

Les dames romaines avaient hérité de tous les costumes, mais elles avaient sensiblement modifié la tradition, sans doute à cause du climat ; les femmes arabes n'en ont retranché que les parties luxueuses, que leur existence nomade ne permettait pas de conserver, et qui sont restées l'apanage des Mauresques.

Ce n'est pas sans raison que nous avons insisté sur cette question grave de la tradition. Nous la retrouverons dans les détails intimes de la vie arabe, dans ce qui se passe au bain maure notamment, qui est resté comme un centre d'attraction pour les femmes, et où elles se livrent à des pratiques qui n'ont rien de la domination romaine, mais qui ont conservé tout le cachet de l'éducation grecque.

La négresse, dont nous n'avons point encore tracé la physiologie, et qui joue un si grand rôle près de la femme arabe, dont elle est la servante dévouée, souvent la rivale, a conservé un costume qui remonte à la plus haute antiquité.

Les caravanes indigènes qui font le commerce d'échange avec le Gourara et qui vont, dans le Bornou et dans le Soudan, porter les cotonnades françaises ou anglaises, ramènent de très-belles négresses qu'elles cèdent à prix d'argent aux Mozabites ou aux chefs de tente du Sud. Quoique libres sur le sol français, elles ne comprennent pas l'importance de cette liberté. Leur état misérable les attache au maître que le hasard d'un marché leur a donné ; elles deviennent le plus souvent leurs concubines et restent rivées à la tente par les liens de la maternité.

L'Arabe paye un léger droit du sang en aumônes ou en fondations, et il accorde aux enfants qui naissent de ce croisement un rang égal à celui qu'occupent les enfants légitimes. On peut dire que, dans les veines des Arabes du Sud, coule du sang de nègre, et, d'ailleurs, ils ont presque tous des signes physiques qui ne permettent pas à l'observateur attentif de s'y méprendre.

Il n'est pas de contrée où l'amour du bijou soit plus prononcé que chez les femmes arabes. Elles surchargent leurs oreilles, dont elles déchirent les cartilages, d'anneaux d'or ou d'argent massif, de brimborions de corail grossièrement travaillés; autour du cou elles portent des colliers faits avec des soltani turcs, autour des poignets elles glissent des bracelets en or, minces et multiples ; enfin, autour de la cheville elles étalent de lourds anneaux de différents métaux, signe de l'esclavage, transmis de génération en génération, dès la plus haute antiquité.

Le tatouage est d'une pratique commune dans toutes les contrées de l'Algérie, mais il est infiniment plus répandu en Kabylie que partout ailleurs. Les classes élevées n'en font pas usage, les femmes de grande famille ne le sont sur aucun point du corps ; l'absence du tatouage est un signe de distinction et de noblesse de race. Chez les femmes de classe inférieure, le front, les tempes, le menton, le cou, la partie supérieure de la poitrine, les mains et l'avant-bras en sont littéralement couverts.

Ces signes bizarres empruntés aux coutumes libyennes et égyptiennes donnent à la physionomie un caractère d'énergie et de pureté, qu'augmente le maquillage dont les femmes arabes de tous les rangs et de toutes les conditions se servent, pour raviver l'éclat de leurs yeux éraillés, ou de leurs joues flétries par le hâle et la débauche.

Les cheveux sont teints en noir avec la noix de galle, les yeux fortement encadrés de raies noires faites avec un crayon d'antimoine, les joues passées au vermillon; les mains plongées dans le hanna jusqu'au poignet, les ongles parfaitement noircis et luisants; les pieds, enfin, teints également jusqu'à la cheville. Toutes les heures de loisir sont consacrées à ces toilettes intimes, qui ont pour but de rehausser l'éclat de la beauté de la femme, et qui, malheureusement, ne servent qu'à la flétrir.

Elles emploient, pour s'épiler, des pâtes arsenicales qui attaquent le derme de la peau et lui donnent un aspect tanné et parcheminé d'une rudesse étrange. Une femme de vingt-cinq ans a l'aspect d'une femme de quarante, et, à trente ans, on leur en donnerait facilement cinquante. Les épaules, les bras, le flanc perdent leur modelé; les chairs sont flasques et tombantes, et de quelque soin qu'on les entoure, on ne parvient pas à les ramener à un degré de tonicité, qui laisse soupçonner qu'elles furent des types de grâce et d'agilité.

A peine sorties de la première jeunesse, vivant d'une vie claustrale qui les condamne à un repos constant, elles perdent les formes gracieuses qui en faisaient des modèles pour la statuaire, elles prennent un embonpoint considérable, aussi ont-elles généralement une démarche lente et lourde.

Pour les Orientaux, le plus bel apanage de la femme, c'est l'embonpoint; à Tunis, elle est estimée en raison de son poids. Il en est qui ne peuvent plus se mouvoir, et qui ont une peine infinie à se rendre jusqu'au bain maure, même en litière.

Le tempérament qui, dans la jeunesse, était nerveux et sanguin, devient par suite purement lymphatique. Aussi sont-elles d'une mollesse et d'une paresse dont il est impossible de se faire une idée, si on n'a soulevé le voile qui cache de si rapides transformations et une aussi triste décadence.

Si la maternité est précoce, par contre elle cesse de bonne heure; vers l'âge de quarante ans, la femme arabe ne compte plus sous la tente que comme ménagère. Elle aime ses enfants avec idolâtrie, et jamais elle ne les bat. Les enfants éprouvent pour leurs parents une grande tendresse. L'allaitement se poursuit longtemps, et on voit des petits enfants de quatre à cinq ans venir, après avoir couru dans les broussailles, se suspendre au sein de leur mère avec une avidité qui n'est préjudiciable qu'à cette malheureuse qui, mal nourrie et mal abritée, ne leur donne qu'une nourriture insuffisante.

C'est la vie de récluse, combinée à une nourriture féculente, qui donne à la femme d'Orient des formes exagérées, presque éléphantiasiques. L'aspect général des chairs est fade, sans couleur et sans chaleur ; elles ont, en un mot, l'apparence de la bouffissure, et si elles ne relevaient leur teint à l'aide de crayons d'antimoine et du rouge vermillon, elles offriraient une triste image de la beauté.

Le sein, qui se conserve ferme et beau chez les femmes européennes, même après qu'elles ont nourri plusieurs enfants, est tombant et flétri chez la jeune femme d'Orient ; il en est qui peuvent allaiter des enfants en les portant sur leur dos ; ils tettent par-dessous le bras de leur nourrice, tant les mamelles s'allongent sous la pression réitérée des doigts.

De quelque précaution que l'Arabe entoure son gynécée, il n'échappe point à la peine du talion. Qui dira les ruses ourdies par les femmes délaissées pour introduire jusque sous la tente, pendant le sommeil du mari, un amant préféré, ou bien, pour aller à des rendez-vous périlleux dans les touffes de lentisques ou dans les bois d'oliviers? Et peut-il en être autrement, dans une société aussi dissolue, où le premier et le dernier mot sont la passion et le caprice !

Et quand on pense qu'une pareille société a des protecteurs puissants dans le monde civilisé, que le respect des traditions est le prétexte dont on enveloppe les contradictions, toutes les fois qu'un analyste ose aborder franchement cette question et faire le tableau d'une semblable existence.

Il serait facile de démontrer, le Coran à la main, que les musulmans ne respectent rien, ni la lettre, ni l'esprit de leur code, que le société constituée par l'islamisme n'est qu'un échaffaudage vermoulu, qu'ils ont laissé crouler en n'écoutant que l'instinct de leur naturel fantasque ; échaffaudage sans solidité, qu'il suffirait d'abattre par une loi d'assimilation pour reconstituer un état social profitable à toute la famille arabe.

La femme n'est-elle pas le fondement de toute société civilisée. N'est-ce point sur elle que repose l'avenir des nations, et n'est-ce pas un aveu d'ignorance ou d'impuissance, que de laisser croupir la jeune fille et la mère de famille dans des traditions aussi malsaines ?

Tant qu'on n'aura point porté la cognée sur le vieux tronc pourri des traditions musulmanes, tant que le Coran restera le code de la famille arabe, aucun progrès réel ne sera accompli en Algérie.

Le fils n'hérite que suivant la volonté du père ; la propriété restera indivise et la proie du plus habile ou du plus fort. L'amour du sol, qui crée la stabilité et relève la moralité dans le cœur du paysan, restera à l'état latent. Les grands espaces occupés par la famille pastorale seront incultes ; la terre conservera son cachet d'improduction.

Nous avons pris à tâche d'appeler sur le peuple arabe l'émancipation, c'est pour lui la seule branche de salut. Nous lutterons, la démonstration à la main, jusqu'à ce que cette heure arrive, parce que de ce moment datera pour les indigènes une ère de prospérité et de rénovation. La théorie du refoulement est fausse : on ne fait pas impunément le vide sans le combler. Le peuple arabe est un peuple producteur, qui possède plus de terres qu'il n'en faut à ses besoins, et qui n'a qu'à gagner au contact d'une civilisation supérieure.

La théorie du respect des traditions est insensée et barbare, parce qu'elle est la négation du progrès.

On ne doit respecter que ce qui est moral et juste. La société arabe pèche par la base, c'est-à-dire par l'organisation de famille. Il y a entre les droits et les devoirs de l'homme une inégalité choquante qui est une cause d'affaiblissement et de dégradation; cette société n'offre donc aucun côté qui autorise à perpétuer les vices qui la flétrissent. Tant que le rôle de la femme ne sera point modifié légalement, l'Arabe se livrera à tous ses débordements et laissera péricliter sa famille. La rénovation de l'Algérie ne commencera, que le jour où l'égalité sera proclamée entre les époux; où la loi de transmission de l'héritage sera entourée de toutes les garanties dont elle est entourée en France. Nous appelons donc de tous nos vœux ce moment suprême où la femme, dégagée des liens qui la retiennent dans l'esclavage, aura dans cette société son véritable rôle d'épouse et de mère !

La polygamie, il faut le dire à l'honneur de la race arabe, perd du terrain. Dans la Kabylie elle est rare, par contre le divorce y est assez fréquent.

Chez les Arabes du Tell, la femme commence à réfléchir et à poser à son mari des conditions; ainsi elle fait enregistrer dans son contrat devant le cadi, qu'elle ne moudra plus le grain, qu'elle n'ira plus chercher l'eau dans des outres, et qu'elle ne portera plus le bois sur son dos. Elle fait même une clause de divorce de l'apparition sous la tente d'une seconde épouse.

C'est là un rudiment de protestation et d'émancipation, dont le législateur devrait comprendre la portée.

Dans les villes, la polygamie devient chaque jour plus rare ; à mesure que les obligations du père augmentent, il écoute moins la voix du caprice. Beaucoup de femmes indigènes veulent être mariées civilement, et exigent que leur dot soit respectée et soit transmise à leurs enfants.

Si l'Arabe tient à son statut personnel, c'est bien plus par orgueil que par intérêt. Tout lui commande de changer de loi ; mais, fataliste et imprévoyant, il n'use point d'une initiative qui le sauverait de la ruine qui l'attend.

VI

ALGER. — LE SAHEL. — LA MITIDJA.

Lorsqu'on approche des côtes d'Afrique, après une traversée de trente-six heures, pendant lesquelles l'attention n'a eu d'autre intermède que la vue à vol d'oiseau des îles Baléares, on ne peut se soustraire à un vif sentiment d'admiration. Ce n'est point Alger qui frappe l'imagination, c'est cet immense panorama qui, tout à coup, se déroule dans un lointain voilé par les brumes qui s'élèvent de la mer; ce sont ces crêtes hardies du Djurjura reflétant les rayons dorés du soleil, entre l'azur du ciel et la teinte verdâtre des premiers plans de l'Atlas ; c'est la courbe gracieuse de l'Atlas lui-même, qui forme autour de la baie d'Alger comme une enceinte naturelle, protégeant les terres fertilisées par la civilisation ; c'est l'immense plaine de la Mitidja qui serpente autour du Sahel et n'offre à l'œil que son delta fertile, masqué par le Sahel, sur lequel s'étagent de délicieuses villas.

Il est impossible de rêver un spectacle plus grandiose, et l'âme est involontairement saisie par ce mirage qui laisse entrevoir des richesses immenses derrière ces croupes arrondies, où la végétation ne laisse aucune place à des roches abruptes, comme on en voit autour des rivages qui bordent la Méditerranée.

Quelle transition pour le voyageur qui, la veille, laissait derrière lui la terre couverte de neige, et qui grelottait dans ses fourrures : comme il sent la chaleur renaître dans ses veines à mesure qu'il approche de cette baie jadis si redoutée, aujourd'hui si hospitalière !

Il faudrait pouvoir s'arrêter à quelques lieues en mer pour saisir tout le charme d'un pareil tableau, qu'il ne sera jamais donné à un pinceau humain de reproduire, mais qui reste fixé dans l'imagination et que rien ne peut effacer.

L'impatience est si grande, qu'on perd mille détails, et qu'on a hâte d'apercevoir Alger, comme si la vue de cette ville devait compléter la sensation qu'on éprouve.

C'est Alger que l'œil avide recherche ; Alger, la ville heureuse ! comme l'a appelée Victor Hugo ; Alger, où l'auteur de *Fanny* désirait mourir !

Puis, tout à coup, on la voit, la belle amoureuse, couchée nonchalamment dans le demi-cercle que lui forme le premier plan du Sahel ; sa tunique blanche flotte jusqu'au fond de la baie, et ses pieds vont se perdre vers l'embouchure de l'oued Harrach, à l'entrée de la Mitidja. Elle repose le bras étendu vers la mer, et de ce bras, elle semble arrêter la vague importune, pour préserver les navires confiés à sa garde.

On l'appelle la Reine de la Méditerranée, non point au même titre que Marseille, sa sœur aînée. Celle-ci est Reine par l'industrie, par le prestige des richesses et de l'abondance, elle a toutes les anxiétés et l'aspect sévère d'une Reine Mère. Alger a la physionomie gracieuse et souriante d'une jeune souveraine aux allures nonchalantes, aux loisirs heureux; c'est en contemplant cette ville privilégiée qu'on comprend la royauté de Cléopâtre et celle de Didon. On ne peut pas approcher du magique panorama que circonscrivent les lignes du Sahel, et un peu plus loin celles de l'Atlas, sans songer au héros de Troie, et au rival d'Auguste.

Si la vue des côtes d'Afrique, par la transparence du ciel et par l'éclat que le soleil projette sur des terres naturellement chaudes de teintes, a le don de surexciter l'imagination et d'attirer, que ne peut-on pas dire de l'effet produit par le spectacle riant qui attend le voyageur assez osé pour se risquer à aller saisir de près les délicates nuances de la végétation.

C'est pourtant par ces degrés que passe l'esprit à mesure qu'on approche du rivage ; c'est, d'abord, une admiration sans bornes, puis une surprise étrange et, enfin, une curiosité sans frein. On se dit qu'il y a là une terre inconnue, une ville ignorée, une existence à part et des trésors de recherches et d'observations.

La physionomie d'Alger ne se compose pas de ce groupe de maisons posé d'une manière bizarre au flanc de la Bouzaréa, elle se compose de tout ce qui l'entoure, de tout ce qui fait le charme de la vue, de tout ce qui encadre cette baie sans rivales qui s'étend de la Pointe-Pescade au cap Matifoux; que dis-je? cette physionomie se compose de cette lointaine perspective produite par les montagnes de la Kabylie, aussi ne peut-on se borner à une description succincte de la partie qui tombe sous le regard lorsque les bateaux à vapeur se rapprochent de la côte.

Je ne crois pas qu'il soit possible de réunir, dans une seule vue d'ensemble, autant d'éléments de paysage, et on a raison de dire qu'Alger ne distrait l'attention qu'au moment où se replie l'éventail magique, sur lequel étincellent tant de brillantes perspectives.

Restons donc les yeux fixés au rivage et contemplons Alger, en attendant que nous puissions nous égarer dans ce dédale qu'on appelle une ville. L'industrie aura beau planter là ses fourneaux ardents et lui créer une noire brume de charbon de terre, jamais ce fond délicieux de verdure qui s'étale et s'arrondit entre la Bouzaréa et l'Harrach, entre l'azur du ciel et l'azur des eaux, ne perdra sa fraîcheur indélébile et son cachet oriental.

Alger est condamnée à la souveraineté de la lumière, comme Londres à la souveraineté de la brume. Il ne dépend pas des caprices des hommes de changer son aspect, et c'est Dieu qui l'a faite pour toujours, souriante et coquette.

Qui n'a assisté maintes fois au réveil de la population immigrante, secouant la torpeur du voyage sur le pont des bateaux des Messageries, et appliquant toute son attention à saisir le spectacle qu'Alger offre au nouveau venu! C'est un cri unique, une explosion d'admiration arrachée à toutes les poitrines, puis c'est le silence et le recueillement de l'étude, et de l'observation des détails placés au bout de la lorgnette.

Pendant les deux heures nécessaires au bateau pour parcourir l'espace qui sépare l'horizon de la terre, l'attention est constamment sollicitée, constamment soutenue.

Dans ce demi-cercle, s'élevant progressivement en amphithéâtre, qui n'a pas moins de vingt à vingt-cinq kilomètres et dont les deux points extrêmes sont, à l'ouest, la Pointe-Pescade, et, à l'est, le cap Matifoux, un cicérone a le temps de faire connaître aux nouveaux venus tout un passé, toute une histoire de luttes sanglantes et de terreur ; cette histoire est écrite en lourdes et massives épaves sur le rivage, et on en voit les débris jusque sur les hauteurs de la Casba.

Là-bas, cette sombre masse qui surplombe la mer avec ses murailles crénelées et ses pans de murs déchiquetés, c'est la Pointe-Pescade, ancien château-fort, phare d'observation, d'où les Barberousse guettaient les escadres espagnoles.

Le temps et les hommes n'ont point encore si bien détruit ce nid de pirates, qu'on ne retrouve les principaux détails des batiments consacrés aux gardiens turcs de la côte d'Afrique. Plus près, ce massif de villas noyées dans la verdure et coquettement assis au bord de la mer, c'est Saint-Eugène, un nid de rentiers paisibles, qui représente l'épargne d'un commerce tranquille uyant les agitations de la ville. Ce n'est plus qu'un faubourg de la ville d'Alger, qui tend tous les jours à dépasser les limites qu'on lui avait assignées, au point de vue de la sécurité.

Au-dessus de ce village, qui domine le mont Bouzaréa, l'œil perçoit un monument d'aspect religieux, c'est l'église de Notre-Dame d'Afrique, un caprice splendide d'un des plus grands esprits que la colonie ait comptés dans son sein. L'évêque Pavy était un évêque de la primitive Église, rude comme l'époque où il fut nommé, profond comme les grands hommes qu'avait comptés l'Église d'Afrique, tolérant et humble comme doit l'être un ministre chrétien.

Au-dessus de cette église, à peine achevée au moment où nous écrivons ces lignes, s'élève la Bouzaréa, le point le plus élevé du Sahel et la partie la plus salubre des environs d'Alger: la Bouzaréa, que l'on ne peut comparer qu'aux montagnes des Cévennes, où sont cachées, dans des échancrures formées par le ravinement des eaux, et sur des pentes toujours vertes et toujours fleuries, les plus ravissantes maisons mauresques que l'on puisse rêver. C'est là que les hardis écumeurs de mer, que les capitans-pachas enfouissaient les trésors rapportés de la course, et qu'ils cachaient à tous les regards les charmantes captives qu'ils enlevaient sur les côtes d'Italie, de Provence ou d'Espagne. Là s'éteignent les ardeurs du soleil d'Afrique; là cessent ces influences marécageuses qui développent la fièvre et minent les habitants de la plaine. Il n'est pas rare d'y voir la neige séjourner un et deux mois tous les hivers. Dans les ravins de la Bouzaréa on trouve tous les fruits de France, la poire, la pomme, la cerise, la pêche, l'abricot, sans compter les fruits de l'Algérie, déjà si nombreux sur les marchés.

Nous aurons tout le temps de servir de cicérone au lecteur dans le cours de ce travail, et de lui faire parcourir ces anfractuosités ombreuses, presque abandonnées depuis près de quarante ans, par les indigènes, que le voisinage des Européens effarouche et fait disparaître. Reprenons notre étude à vol d'oiseau de la partie qui borde le rivage.

Entre Saint-Eugène et les fortifications d'Alger, dans une vaste échancrure où se déversent les eaux qui viennent du Frais-Vallon et des sommets de la Bouzaréa, on voit s'élever un faubourg, sans physionomie accentuée, à l'aspect sec, aride et presque calciné; c'est un quartier presque entièrement habité par des immigrants espagnols, rudes au travail et peu exigeants pour leur habitation. On entend, là, les sons égrillards du guitarero et le chant un peu monotone, mais vif et cadencé, de la manola; c'est le trait d'union entre Saint-Eugène et Alger.

Puis, vient la ville enlacée par des fortifications dues à l'art militaire moderne, camisole de force qui paralyse son développement sans utilité bien démontrée; la ville, étagée sur une colline au versant rapide, et dominée par la Casbah, dont la partie supérieure profile dans l'immensité du ciel les crénelures de l'ancienne demeure des pachas, comme les dents d'une couronne.

La ville, partagée en deux parties étranges et bizarres, la ville ancienne et la ville nouvelle; la cité turque, où grouille, dans des habitations mauresques, la population indigène, qui a conservé ses différents types, ses costumes, et qui ne se mélange guère avec les Européens, que dans les opérations commerciales.

Le long de la mer, près du port de la ville nouvelle, dont le boulevard à peine achevé indique l'étendue et dessine si gracieusement la destinée et l'importance ; autour de l'ancienne cité, qui a pris d'une manière générale la désignation de Casba, serpente, comme un trait de feu, la ligne des fortifications turques, que la pioche des démolisseurs fait disparaître un peu chaque jour.

A peine a-t-on dépassé du regard la zone stérilisée des fortifications, que l'œil se repose avec une entière satisfaction, sur cet admirable fond de tableau qui a nom « quartier de Mustapha, » et qui est le centre d'attraction véritable de la future Alger. Le quartier de Mustapha, aujourd'hui parsemé de luxueuses habitations d'été, se prête merveilleusement à l'extension de la ville moderne; la pente est douce de la partie supérieure vers le fond de la baie ; elle a une profondeur qui exclut les travaux difficiles de terrassement; elle est balayée par les vents du nord-ouest qui apportent la brise et la fraîcheur, et qui vont, sans obstacle, s'épanouir dans la plaine de la Mitidja.

Au fond de la baie, qui n'attend qu'une jetée pour constituer un port immense parfaitement sûr, on découvre cette merveille créée en vingt-cinq ans, qu'on appelle le Jardin d'essai, ornement indispensable d'une grande cité, et tentative heureuse, qui démontre la fertilité prodigieuse du sol de l'Algérie.

Un peu plus loin, sur le versant oriental du Sahel, se détache un monument qui ne manque ni de grandeur ni de style, et qui fait le pendant de Notre-Dame d'Afrique, c'est le grand séminaire de Kouba, qui surplombe la plaine, qu'elle domine tout entière.

Au pied de cette pointe, l'embouchure de l'Harrach, dont les eaux torrentielles et bourbeuses viennent, dans les grandes pluies, teinter d'un jaune d'ocre les eaux bleues de la Méditerranée.

La Maison-Carrée, poste d'observation, placée à l'entrée de la plaine; puis la Mitidja, déjà presque tout entière défrichée et livrée à la culture européenne : la Mitidja, qui pourrait occuper cent mille bras et inonder les marchés de la métropole, si des lois économiques bien entendues permettaient d'opérer le transport de ses produits à bas prix et avec une vitesse suffisante.

Une foule de maisons blanches indiquent le village du Fort-de-l'Eau, peuplé de cette laborieuse et honnête race mahonnaise dont l'immigration en Algérie est si utile et si féconde.

Un peu plus loin, le cap Matifoux, qui n'est pas le point le moins intéressant de cet immense hémicycle, car là, par un temps calme, le pêcheur, qui vous fait approcher du rivage, vous montre, à quelques mètres de profondeur, les ruines d'une cité que la mer a submergée sans qu'on puisse dire par suite de quel bouleversement géologique cette étrange catastrophe a eu lieu.

A chaque partie de ce tableau, se rattachent des souvenirs historiques qui ont leur importance et leur charme, et dont nous trouverons l'occasion de retracer les phases, dans le cours de ce travail, écrasant pour le narrateur et bien au-dessous des impressions qu'il a lui-même ressenties, mais qu'il se considère comme impuissant à traduire dans un langage digne de la tâche qu'il s'est imposée.

Le vieil Alger, vu dans son ensemble, avec ses maisons à terrasses, percées d'étroites fenêtres grillées, aux murailles blanchies à la chaux, ressemble assez à une immense carrière ouverte à tous les vents. Sa physionomie extérieure a été singulièrement modifiée, et, disons-le après tant d'autres écrivains, gâtée par l'addition d'étages percés de fenêtres et garnis de volets peints en vert. La nécessité de loger, au début de la conquête, une population flottante considérable, avait forcé à surélever les maisons mauresques et avait ainsi détruit cet ensemble qui, tout original qu'il était, aurait mérité de conserver son cachet oriental. Il ne faut pas maudire le progrès, mais on peut regretter ce mélange au point de vue archéologique. Pour rendre à la ville d'Alger le prestige qu'elle avait aux yeux du voyageur, il faudrait la dépouiller de ce magnifique frontispice qui, en dix ans, lui a donné l'aspect de la cité la plus florissante qu'il y ait sur le rivage méditerranéen; il faudrait la peindre telle qu'elle était avant la construction du boulevard, alors que les mosquées noyaient leurs fondations dans les eaux bourbeuses du port, et se miraient dans les flots qui venaient battre jusqu'à leur pied.

Il y avait alors quelques monuments dont l'aspect dominait le rivage et empruntait aux roches abruptes et noirâtres un cachet de vigueur perdu aujourd'hui. C'était, aux deux extrémités de la ville, les forts Bab-Azoun et Bab-el-Oued, bagnes où les corsaires reléguaient les malheureux chrétiens qui tombaient entre leurs mains. C'est là que fut enfermé l'amiral Bruat, encore enseigne de vaisseau; c'est là que Michel Cervantès avait passé les premiers temps de sa captivité. Aujourd'hui ce sont des pénitenciers et des casernes, qui n'ont conservé de leur primitive destinée que l'aspect sévère imprimé par l'homme à tout ce qui sert à séparer de la société les malheureux que le crime ou l'esclavage condamnent aux fers ou à la solitude. On remarquait en divers endroits, et notamment sur l'emplacement actuel de la place du Gouvernement, une foule de minarets; ils formaient un premier plan très-gracieux et vraiment original, car le minaret, c'est tout pour une ville d'Orient; il n'y en avait pas moins de soixante à soixante-dix, qui, tous, ont été démolis vers 1840 ou 1845 pour faire place à un quartier européen.

La caserne Lemercier, près de la porte de France, à l'extrémité de la rue de la Marine, servait jadis de caserne aux janissaires, et avait un cachet de force et de grandeur que les restaurations lui ont enlevé.

La ville, ainsi constituée, avait une physionomie

très-pittoresque et tout orientale, qui a disparu, de même qu'a disparu, en partie, l'aspect de la Casbah, dont les terrasses s'étageaient depuis le palais de la Jénina jusqu'au fort qui domine la ville, et qui était la retraite des pachas.

Si on ne visitait dans ses loisirs ce triangle bizarre qui est la ville ancienne, on ne soupçonnerait point l'existence d'une population indigène de trente à quarante mille âmes, qui s'est conservée là, avec toutes ses traditions, ses mœurs et ses coutumes; assez indifférente des progrès accomplis, et assez peu soucieuse de l'envahissement dont elle a été la victime, pour croire que, à un jour donné, le Mouley-Saâ jettera à la mer tous ces chrétiens qu'ils maudissent comme au premier jour de la conquête.

Il existe encore en France des esprits assez étroits pour demander naïvement si Alger est une ville habitable, si même la sécurité y est suffisamment établie pour qu'on puisse s'y risquer, sans être armé jusqu'aux dents.

La vérité est que nous sommes obligés, pour reconstituer une ville orientale, de fouiller dans le développement prodigieux de la ville moderne, et de prendre le voyageur par la main pour lui dire : Voilà encore des échantillons de cette ancienne cité, dont votre imagination aime à se repaître. Voilà un palais; c'était autrefois celui de Mustapha Pacha, aujourd'hui, c'est la bibliothèque. Voyez ce magnifique écrin de colonnades, de chapiteaux; hier, c'était l'intendance, aujourd'hui, c'est la cour d'assises.

Tout ce qu'il y avait de curieux et de précieux a changé de destinée en changeant de maîtres. Alger est un musée, où se heurtent et se disputent des intérêts divers et des traditions hostiles par leur origine et leurs aspirations.

Il est facile de déterminer les phases par lesquelles cette ville étrange a passé; elles sont de trois ordres et s'harmonisent parfaitement avec les périodes de la conquête.

Au début, tout était oriental, les maisons, les rues étroites, tortueuses et sombres; les consuls des diverses nations habitaient des palais mauresques. Le soldat français prit la place des janissaires dans les casernes turques; les administrations déplacèrent les beys et les pachas pour s'installer à leur place. Les Maures, qui ne croyaient pas à la possession définitive, cédèrent, à vil prix et à *réméré* ou à *rente*, des habitations splendides qu'ils espéraient bien reprendre, lorsque l'envahisseur serait chassé par le Mouley-Saâ. Après avoir ainsi aliéné les maisons de la ville, ils en vinrent à vendre, dans les mêmes conditions, les magnifiques villas qu'ils possédaient sur les coteaux de Mustapha et sur le Sahel. Les tribunaux et les huissiers ont fait le reste.

La seconde époque, c'est l'époque du *provisoire*. Sur ces maisons mauresques aux fondations solides, aux voûtes inébranlables, s'élevèrent rapidement des étages percés de fenêtres ayant vue sur la mer, et c'est là que la population avide de trafic, venue de tous les points de la Méditerranée, trouva un supplément de logements, que l'étroitesse de la ville ne permettait pas de construire dans l'enceinte des fortifications turques.

Il n'est pas hors de propos de relever certains détails qui prouvent que l'immigration n'a reculé devant aucun sacrifice pour s'implanter sur le sol algérien. Le droit de coucher dans une chambre, côte à côte avec des étrangers, coûtait deux francs par nuit, — soixante francs par mois ; — une chambre contenant trois lits rapportait, au minimun, deux cents francs par mois. Il n'est donc pas étonnant que tant de constructeurs aient rapidement réalisé des fortunes énormes, pendant les vingt premières années de l'occupation.

On peut encore voir, dans la partie moyenne de la Casbah, bon nombre de ces constructions légères ; elles ont eu une valeur relative et un succès de peu de durée, car elles sont abandonnées à la classe pauvre, qui, chaque soir, va s'y réfugier, après avoir accompli sa tâche dans le quartier industrieux où le commerce occupe ses bras.

La troisième période est la période actuelle, que nous appellerons la période de stabilité. C'est celle de la construction moderne, luxueuse et confortable, qui tend à faire d'Alger la rivale des plus florissantes cités du monde. Nulle part, on ne trouve une promenade de quatre kilomètres, d'où la vue s'étende sur un horizon infini, promenade conquise sur le vide, et bordée d'habitations splendides, comme on n'en trouve, par exception, que dans les plus riches cités de l'Europe. Les maisons Lesca, où est le cercle d'Alger, l'hôtel d'Orient, la maison Blasselle, celle d'Aboucaya, la banque de l'Algérie qui étale sur sa façade de splendides colonnes en brèche du Chenoua; l'ancienne banque transformée si rapidement, par les frères Villenave, en une habitation luxueuse, prouve par leur élégante construction que ceux qui ont gagné des millions n'ont aucune appréhension sur l'avenir d'Alger, et n'hésitent pas à confondre leurs intérêts avec sa destinée. Les heureux locataires de ces splendides habitations oublient bien vite, du haut de leur balcon, le luxe de leur intérieur, lorsqu'ils contemplent ce magnifique panorama, que l'art et la nature déroulent devant eux.

L'ancien port avait quatre hectares d'étendue, le port créé depuis 1835 a plus de trente hectares; les navires de toutes les nations et de toutes les grandeurs y sont parfaitement à l'abri, et mille petites barques nagent autour, sans jamais s'entre-choquer. Une escadre entière trouve sa place du côté de l'est, sans que sa présence gêne le mouvement commercial. Au delà de la jetée jusqu'au cap Matifoux, d'innombrables barques de pêcheurs guettent, comme des mouettes blanches, la proie qui doit alimenter le marché de la ville. La courbe gracieuse de la baie se dessine sans interruption jusqu'au cap Matifoux, et, au loin, se profilent dans un fond opalin les croupes dentelées des montagnes de la Kabylie. Au mois de janvier, le Djurjura reflète, sur ses sommets couronnés de neige, des tons dorés qui se fondent dans les nuages. Ce spectacle est si attrayant, qu'on passerait des heures entières à le contempler, et qu'on se sent à peine vivre, tant l'attention est sollicitée par la variété du tableau qui passe devant les yeux, comme dans un kaléidoscope.

Le développement d'Alger frappe l'esprit de l'économiste, et démontre le prodigieux élan que la colonisation a imprimé à la prospérité de cette ville, presque inconnue et inaccessible, il y a à peine quarante ans.

La population indigène y est noyée dans l'expansion de la population européenne; on peut même, sans exagérer, dire qu'elle y est en quelque sorte étouffée par les besoins des immigrants.

Réfugiée dans les étroites et sombres demeures de la haute ville, qu'elle partage avec la population flottante qui vient de la Kabylie, de Biskra et du Mzab, elle lutte péniblement entre un travail peu rémunérateur et le renchérissement progressif des denrées de première nécessité.

La composition de la population d'Alger offre à l'étude un grand attrait. — A côté du Français qui n'arrive là qu'avec l'esprit un peu blasé sur toutes les jouissances et avec l'expérience donnée par l'éducation, on voit des émigrants espagnols qui apportent, avec leur constitution robuste et leur ardeur au travail des champs, une sobriété rivale de celle des Arabes; l'Italien souple et rusé, qui se voue aux travaux publics et qui continue par tradition la tâche que les Génois et les Siciliens s'étaient imposée au temps de la domination turque. C'est à la main artiste de l'Italien, qu'on devait ces trésors d'architecture, qui font encore, dans certains palais mauresques, notre admiration. C'est à des Italiens qu'on doit la plupart des édifices contemporains. — Le Maltais se fait remarquer par sa vaste encolure, par cette tête expressive, aux traits accentués, mélange de sang ionien et sarrazin, et par sa langue, qui a, avec la langue arabe, tant de rapprochements. — Le Mahonnais, aux traits fins et à la physionomie honnête, se livre aux travaux de jardinage et fonde des villages où il donne l'exemple de la bonne tenue, de l'économie et de l'amour de la famille.

Les croisements entre ces diverses fractions des peuples du bassin méditerranéen ont créé une race qui ne manque ni de finesse ni de caractère. — La fusion qui s'opère chaque jour par le mariage apporte, dans la communauté d'existence, des éléments d'éducation qui profitent aux enfants peu à peu, initiés par leurs parents au langage, aux coutumes et aux traditions de ces nationalités diverses. L'enfant algérien est très-précoce, et entre de très-bonne heure dans la vie publique; sa constitution physique participe des avantages que donnent à l'homme des origines différentes; l'intelligence est prompte, et le système nerveux très-développé. Il n'est pas rare de trouver des enfants qui savent, d'une manière imparfaite il est vrai, le français, l'espagnol, l'italien et l'arabe, et qui peuvent, sans intermédiaire, se faire comprendre dans tous ces idiomes; ils les apprennent presque sans effort par la seule fréquentation.

L'étude la plus attrayante est celle qu'on peut faire de la destinée de la race maure. Tandis que le Kabyle, le Biskri et le Mozabite viennent jouer à Alger le rôle modeste que l'Auvergnat, le Limousin et le Savoyard jouaient autrefois à Paris ; tandis que le Juif, persécuté, appauvri et avili, s'est relevé par une âpreté sans égale au travail et au gain, le Maure, expression de l'état social le plus élevé parmi les races orientales, s'est laissé spolier, et a descendu, par fierté, tous les degrés de la misère et de l'abaissement.

Il n'existe presque plus de familles maures opulentes et fastueuses, les héritages se sont fondus sans qu'il soit resté à ces nobles débris d'une race fière et digne, même de quoi vivre dans la médiocrité. On ne peut ni les blâmer, ni les secourir. Le moral s'est complétement affaissé, à mesure qu'ils se sont vus dans l'impuissance de réagir contre le vainqueur, et ils se sont réfugiés dans cette mort anticipée qui s'appelle la résignation. Quelques familles ont essayé de réaliser les débris d'une fortune jadis brillante, et d'aller vivre dans une atmosphère pure du contact de l'étranger, à Tunis, à Tripoli, dans les échelles du Levant, à Damas, ou bien encore dans le Maroc ; la nostalgie les a ramenés sous le beau ciel d'Alger, et la mort les a fauchés au milieu de la contemplation et de la prière.

La Casbah fourmille de malheureuses créatures, qui demandent à l'inconduite le pain de chaque jour, et qui appartenaient à des familles riches et de noble origine.

Les hôpitaux sont peuplés de filles de grande race, qui, chassées par leurs frères ou abandonnées par leurs maris, viennent y terminer une existence flétrie par la prostitution.

Dans le livre charmant qu'Ernest Feydeau a publié sur Alger, il a poussé le dernier cri de détresse qu'on pût faire entendre au nom d'une race foulée aux pieds de l'esprit de spéculation et de mercantilisme : cri d'angoisse arraché à une âme généreuse, qui s'est perdu dans le fracas des insurrections et des luttes d'intérêt.

Ne pouvant atteindre le degré d'aisance que donnent le commerce, l'agio ou la spéculation, la race maure a, peu à peu, restreint son existence matérielle et s'est condamnée à une sobriété qui a fini par miner sa constitution physique. Elle avait toute la beauté des races privilégiées ; le port noble, la physionomie grave et distinguée, l'ampleur de la démarche, indice de la prospérité ; elle n'a plus aujourd'hui que l'aspect débile et souffreteux des êtres réduits à des ressources insuffisantes.

L'observation permet de mesurer la misère qui les a frappés. Leur constitution, qui présentait tous les caractères du tempérament nerveux et sanguin propre aux Arabes, est devenue lymphatique et scrofuleuse ; aussi observe-t-on chez les femmes une tendance marquée aux infiltrations séreuses, qui dégénèrent en éléphantiasis. Les os des jambes sont incurvés ; les extrémités perdent leur finesse et leur élégance native, et les maladies des yeux sont aujourd'hui plus fréquentes qu'autrefois. Si on étudie la race juive, qui possédait au plus haut degré les caractères physiques et constitutionnels que la misère imprime aux races déprimées, on constate qu'elle se relève et qu'elle gagne beaucoup à mesure qu'elle profite davantage des progrès réalisés par l'hygiène. Depuis que les Juifs habitent des maisons saines et aérées; depuis qu'ils se nourrissent mieux et qu'ils ont abandonné leur dégoûtant costume traditionnel, ils ont acquis plus de force et de tonicité, et la race s'améliore sensiblement.

La résignation des Maures a été toute volontaire; aucune loi oppressive ne les a frappés; ils se sont abandonnés eux-mêmes, ne voulant point suivre les coutumes du vainqueur : c'est à peine si un petit nombre a consenti à faire apprendre aux enfants la langue française, la langue de la loi et des transactions, qui leur aurait épargné la ruine, hâtée par l'âpreté au gain et l'habileté à les exploiter des interprètes avides.

Quelques familles maures, réfugiées à la campagne, ont conservé des habitudes mercantiles et se sont soutenues par des bénéfices honnêtes. — C'est un spectacle curieux et même touchant de voir, vers le soir, ces vieillards, souvenir d'un autre temps, montés sur un mulet ou sur des ânes coquettement caparaçonnés, grimper les sentiers sinueux de la Bouzaréa, et se rendre au sein de leur famille, en égrenant entre leurs doigts maigres et effilés les grains d'un chapelet, ou en murmurant dans leur barbe blanche des versets du Coran !

Ce sont des ombres graves et dignes qui glissent sans prétention et sans bruit, au milieu du fracas de la civilisation. Quelle que soit la haine qui fermente au cœur de ces pauvres parias, on ne peut les voir passer sans une sympathie profonde, et sans se livrer à de sérieuses réflexions sur les incertitudes de la fortune des nations. On les respecte et on les admire, jusque dans leur fanatique résignation !

Les premières impressions satisfaites par la vue des progrès réalisés depuis quarante ans, il faut aller étudier cette ville ancienne, dans ses mille replis et dans ses traditions intimes. Ce n'est pas la vie d'un peuple que l'on a sous les yeux, c'est la vie de tous les peuples d'Orient,et c'est une étude pleine d'attraits, que le touriste peut entreprendre à ses moments perdus, sans que rien le gêne dans sa curiosité.

Le Maure représente la vie industrielle, active, mercantile du peuple arabe, il est l'artiste et l'artisan. Tout ce qui miroite sous la tente vient de lui : broderies, bijoux, paillettes, écharpes et armes de luxe, tout a passé par ses mains, avant d'orner le cou, les bras ou la taille de la femme aimée, avant de rehausser l'orgueil et la fierté du cavalier.

Constantine, Bougie, Alger, Calaa, Mostaganem et Tlemcen étaient les foyers de l'art et de l'industrie avant la conquête, et avaient chacune leur spécialité de production industrielle. Constantine fournissait les plus belles selles et les plus belles armes ; Bougie rivalisait avec cette ville, surtout pour les armes. Alger avait le secret des soieries luxueuses et des couleurs éclatantes; ses orfévres fabriquaient les plus beaux bijoux et les plus riches ceintures brodées ; Calaa savait harmoniser les couleurs pour la fabrication de tapis qui faisaient oublier ceux de Brousse et de Smyrne. Mostaganem est encore le centre de la fabrication des pipes au bout d'ambre, au long tuyau de cerisier, et Tlemcen a gardé le secret des magnifiques tentures.

Les belles vestes en velours brodé d'or ou d'argent, qui allaient dans le Levant et étaient recherchées jusqu'à Constantinople, venaient d'Alger.

C'est dans les rues étroites et sombres de la Casbah, qu'on peut étudier toutes ces industries silencieuses, qui n'ont pour outil que la main de l'homme, et la patience d'une race qui ne pactise point avec le bruit et l'embarras des machines industrielles.

Il n'existait pas une seule rue, depuis la porte de France jusqu'à la partie supérieure de la Casbah, à l'exception de certaines portions de la rue de la Marine, où une voiture pût circuler, et ce n'est pas une des moindres surprises du voyageur qui, aujourd'hui, voit rouler, dans la basse ville, tant d'équipages et tant de corricolos, d'apprendre que tout le bruit dont il est assourdi était inconnu aux indigènes avant 1830. La vie intérieure était soigneusement murée, la vie de transaction était muette et silencieuse.

Quel contraste, entre le mouvement des Européens, qui dévorent l'existence et qui se saturent des excitations de la vie extérieure, et ce calme des indigènes qui glissent d'une étroite boutique, jusque dans leur intérieur, où ils n'entendent que le babil de leurs enfants, et les joyeux éclats de rire de leurs femmes !

Lorsqu'après avoir parcouru de l'œil le palais du

gouvernement, la bibliothèque de la ville et le palais de l'intendance, qui sont adossés par leurs murailles extérieures, on a franchi ces longues voûtes qui abritent des rayons du soleil, on entre en plein dans la Casbah; dans ce dédale de ruelles entrecoupées d'impasses sans nombre, où aboutissent les vieilles portes basses et cintrées des habitations mauresques. Ce sont des rues pavées et en pente roide, où deux personnes ont de la peine à marcher de front, et bordées d'étroites et sombres boutiques, semblables à celles qu'on admire encore dans les vieilles villes de France, Rouen, Bourges, Arles, Tarascon. Il faut grimper un peu plus haut vers le milieu de ce labyrinthe, pour rencontrer quelques ruelles obliques, où les rayons du soleil glissent entre les auvents, et éclairent ces demeures exiguës, consacrées à l'existence commerciale des populations indigènes.

Là, se déroule le tableau dont le voyageur est avide, car le mélange est à peine sensible entre l'Européen et le Maure. C'est là que, loin du bruit et entouré de ses coreligionnaires, l'ouvrier indigène continue ses traditions, et se livre à ces mille petites industries qui lui sont chères, parce qu'elles ont pour objet la fabrication des vêtements qui couvrirent ses pères, et des bijoux qui ornent ses femmes.

Il y a beaucoup de poésie dans le travail de l'ouvrier maure, et sa main diligente et habile n'est que l'interprète des sentiments qui animent l'acheteur. Un jour, assis sur le seuil hospitalier d'un jeune brodeur arabe, qui, lentement et patiemment, passait ses fils d'or à travers une ceinture de velours grenat, je lui demandai : «Pour qui brodes-tu cette ceinture?» Sans rien dire, il allongea la main et prit sur un coffre une paire de babouches délicieuses, d'un travail exquis, et une chachia autour de laquelle scintillaient des boudjous et des soltanis d'or, et, les plaçant sous mes yeux, il me dit, avec un sourire d'un ineffable bonheur : «C'est pour Hanifa !» Hanifa était le nom d'une jeune fille qu'il voulait épouser.

Quand ce n'est pas pour eux-mêmes qu'ils brodent, c'est pour quelque amoureux, et ils ne sont alors que les interprètes des sentiments qu'ils ont eux-mêmes éprouvés.

Quand on s'assied sur le seuil de ces boutiques, que rendent odorantes les cuirs de Russie employés pour les objets brodés, et les fleurs dont les ouvriers maures aiment à s'entourer, on se sent dans un milieu plein de calme, plein de sérénité, et l'on oublie bien volontiers les agitations de l'existence européenne.

La série des métiers auxquels se livrent les Maures, présente une relation directe avec les besoins primordiaux de la vie. La nourriture, le vêtement et les armes, voilà la triade industrielle, autour de laquelle roulent les occupations.

Il y a trois ou quatre cents ans que les vestes se brodent de la même manière; que les selles ont les mêmes dessins; que les Fathma, les Aïcha et les Hanifa coiffent la petite calotte gracieuse, qui se pose si coquettement sur le coin de l'oreille. La mode est inconnue en Orient, et, si elle y pénètre, c'est pour gâter l'œuvre de plusieurs siècles.

L'Européen est laid dans son costume, et il faut bien croire qu'il se trouve tel, puisque tous les trois mois il en change et la forme et la couleur.

Le musulman se trouve bien dans le sien, et il ne tient pas à le modifier.

Dans les rues qui sont situées près du palais du Gouvernement, on trouve des broderies de clinquant, qui sont l'œuvre d'industriels avides de jeter des paillettes aux yeux des curieux qui s'arrêtent devant leurs boutiques ; ce n'est point là la broderie arabe, c'est la boutique du mercanti, véritable musée oriental, où l'on trouve toutes les productions de l'Algérie, mêlées aux inimitables tapis de Brousse et aux étoffes souples et soyeuses du Maroc. Tout cela brille par des contrastes de couleurs vives, mais n'a point de cachet spécial et artistique propre aux ouvrages fins, que l'œil du connaisseur sait bien discerner, au milieu du clinquant et des paillettes.

Dans ces vieilles rues de la Casbah, notamment à l'entrecroisement des rues Kléber, de la Girafe et des Pyramides, existait naguère un carrefour, où l'on pouvait, à l'ombre de larges voûtes, voir circuler toute la population indigène, en humant le café servi par trois kaouadjis d'origine différente. Là, se trouvaient tous les éléments qui groupent les Arabes et les obligent à une existence commune : la fontaine, autour de laquelle on voit assis les Biskris laborieux qui viennent remplir la cruche de cuivre, qui est leur gagne-pain ; la mosquée, où les femmes mauresques, voilées et enveloppées de leur haïk blanc, vont, sous un prétexte religieux, donner l'heure du rendez-vous à l'amoureux qui attend, perdu dans la foule des oisifs ; sous les auvents, la négresse accroupie enveloppée de sa fouta bleue, qui vend ses petits pains anisés, et des fritures de petits poissons assez appétissants à l'œil.

Un peu plus loin, c'est l'épicier maure qui range, dans des couffes d'alpha ou de palmier-nain, ses denrées très-proprement tenues. Il est accroupi au milieu de son étroite demeure, sur une natte, et il n'occupe que l'espace strictement nécessaire à ses mouvements. Le Coran à la main, il attend, en marmottant entre ses lèvres des versets et en s'inclinant de temps à autre, qu'une pratique vienne, presque aussi silencieuse que lui, lui apporter le gain quotidien.

A côté, c'est le cordonnier avec ses jeunes apprentis, occupés à fabriquer cette large et unique chaussure, qui n'emprisonne le pied que par ses extrémités arrondies. Plus loin, cet homme replié sur lui-même, le pied et la main confondus sur un petit tour à main, qui, dans ses évolutions rapides, fait entendre un son strident : c'est le fabricant de bracelets et de bagues en corne noire, que les nègres de Soudan viennent acheter par milliers, pour les transporter, à l'aide des caravanes, jusqu'au cœur de l'Afrique.

Un Maltais polyglotte, aux formes herculéennes, perdu dans ce milieu bizarre, vend, au détail, de la farine et de la semoule aux familles indigènes qui ne vivent qu'au jour le jour. Des fripiers ambulants font entendre un cri rauque qui annonce le prix d'une gandoura, d'un bernouss ou de quelque vieille veste fanée.

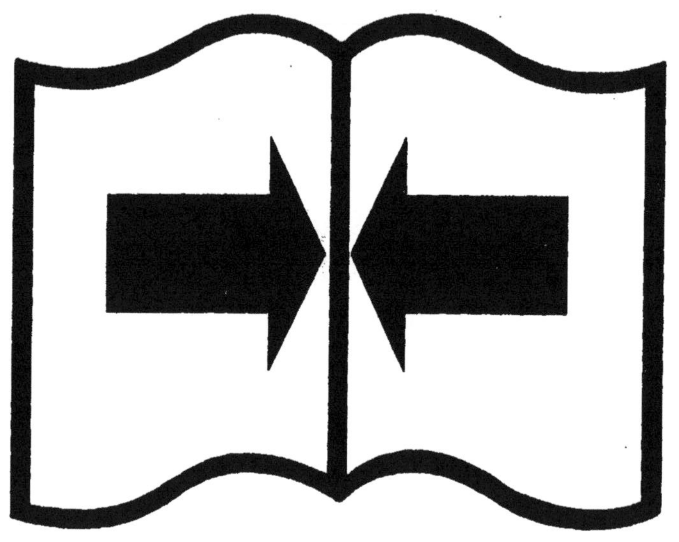

Reliure serrée

Parfois, un jeune marchand de bouquets ou un gamin à l'œil vif, font entendre d'une voix enfantine ce cri charmant : *O yasmin! ô yasmin!* (Du jasmin! du jasmin!) — et laissent après eux une traînée odorante, développée par les chapelets de fleurs qu'ils tiennent au bout des doigts.

Au milieu de cette population, dont on n'entend pas résonner le pas silencieux, grouillent des enfants, vifs, alertes, coiffés de la chachia, qui s'en vont le teint bistré, les yeux brillants, et presque nus. De temps à autre, passe quelque blanche Mauresque, voilée de la tête aux pieds, traînant après elle ces jolis bébés qu'on prendrait pour des poupées, et suivie de près par sa mère courbée par l'âge ou par une débilité précoce, et de la négresse qui porte sur sa tête, dans une immense sébile de bois, les haïks et les vêtements échangés au bain maure.

La vie matérielle est restée pure de tout mélange avec la vie européenne. Il y a des cuisines maures et des restaurants arabes, pour les berranis ou étrangers venus de l'intérieur. Les prix de cette existence matérielle n'ont aucune relation avec les prix des denrées qui se vendent sur les marchés destinés à l'alimentation des Européens, et il est heureux qu'il en soit ainsi, car la population arabe n'aurait pu supporter les exigences de notre existence dispendieuse, et serait littéralement morte de faim.

La sobriété des indigènes, et généralement des Orientaux, est proverbiale; leur existence recluse, grave et mesurée, leur épargne la dépense organique

que nécessite l'activité du Maltais et de l'Espagnol ; ils semblent économiser le mouvement en vue d'économiser les fonctions d'absorption ; à l'exception des jeunes hommes, qui ont le teint vermeil et l'aspect bien portant, les hommes mûrs et les vieillards ont le teint blême et l'aspect débile.

Le Biskri, le Mozabite et le Kabyle qui descendent sur le port ou dans les marchés pour y exercer les métiers de portefaix, de bouchers et d'hommes de peine, dépensent beaucoup plus, et un grand nombre n'hésite pas à joindre les boissons alcooliques, le vin et l'eau-de-vie, à leur alimentation qui est plus substantielle. C'est par eux que pénètre dans les tribus cette sorte d'éducation qui efface les distances entre les races, qui fait tomber les préjugés, et prépare l'introduction des procédés qui améliorent l'état social.

Entre ces races diverses, qui conservent, dans une communauté relative d'existence, leurs costumes, leur cachet originel, leurs habitudes traditionnelles, se place une race qui peut à bon droit intéresser le physiologiste, c'est la race juive.

Déprimée par les Orientaux, et soumise à des lois restrictives qui lui rendaient la vie intolérable avant la conquête, la race juive a travaillé à son émancipation avec une ardeur sans égale.

Elle a toutes les qualités que donne un état traditionnel bien défini, et tous les défauts qu'une situation fausse peut engendrer.

Douée d'une intelligence très-vive, d'une souplesse réfléchie, elle s'est appliquée à gagner les bonnes grâces du conquérant, sans perdre tout à fait celles du peuple conquis, qui pourrait, à un instant donné, reprendre possession de son pays.

C'était une position bien difficile, dans laquelle cette race s'est dirigée avec une habileté profonde, qui prouve en faveur de ses facultés. — Il y a quelque chose de lugubre dans ce tableau d'une fraction de la société qui a hâte de s'enrichir, et qui d'un moment à l'autre peut retomber dans le néant, broyée par la colère d'un peuple qui ne lui accorderait ni pitié, ni merci.

Les Juifs possédaient, avant la conquête, le secret des transactions commerciales ; l'argent des Maures et des Arabes passait entre leurs mains, non à titre de prêt, la loi musulmane interdisant toute espèce de prêt à intérêt, mais à titre de dépôt. Ils étaient greffés aux familles puissantes par ces dépôts, et reconnaissaient les services qui leur étaient rendus, par des cadeaux. Aussitôt que les Français eurent pris pied dans les villes du littoral, les Juifs devinrent les auxiliaires indispensables des opérations commerciales.

Il n'était pas possible de ne pas s'enrichir, dans cette fournaise de spéculation qui dévorait toute la population immigrante.

La race juive profita largement de l'occasion; initiée aux coutumes des Arabes, parlant la même langue, elle servit de truchement dans les relations qui s'établirent, péniblement entre les vainqueurs et les vaincus.

La France leur apportait la chose la plus précieuse pour leurs familles, la protection; elle sut leur inspirer le sentiment le plus utile pour le libre exercice des facultés commerciales, la sécurité. Aucun lien ne les rattachait aux populations musulmanes, qui les avaient opprimés pendant des siècles. Placés, par les circonstances, dans un milieu qui favorisait leurs instincts, les juifs se livrèrent avec ardeur à la spéculation et au commerce.

Il faut juger cette race avec impartialité et sans se laisser influencer par les sentiments hostiles que lui avaient voués les Arabes.

Elle a été d'une grande utilité pendant quarante ans, et elle en a été récompensée par l'assouvissement de sa passion dominante, l'amour des richesses.

Habituée à fléchir devant l'orgueil des Arabes, elle était tombée dans une atonie physique, digne de remarque. Par contre, ses facultés intellectuelles s'étaient développées en raison de la compression qu'elle avait subie.

C'est une race tout à fait inoffensive, qui s'est empressée d'accepter les usages français, et qui s'étudie à effacer les distances qui existent entre elle et les Européens, tant elle semble avoir horreur de l'état social auquel elle avait été condamnée.

La famille est admirablement constituée, la femme y est respectée à l'égal de la femme européenne, il faut dire qu'elle le mérite bien, car elle est très-bonne ménagère et excellente mère.

Les mariages mixtes ont été très-rares en Algérie, aussi la race a-t-elle conservé les caractères physiques qui lui sont propres. Les vieillards étaient maladifs et voués aux ophthalmies lymphatiques ; les hommes jeunes ont une constitution plus saine et considérablement améliorée par les soins hygiéniques dont ils s'entourent. La jeune fille juive est assez belle et élevée avec soin, par des parents qui connaissent tout le prix de l'éducation sérieuse. L'existence de la famille est plus compliquée que celle des Arabes. Il n'est presque pas d'intérieur juif où on ne constate la présence de lits, de commodes, de tables, de chaises, tandis que les Maures et les Arabes couchent par terre, sur des nattes ou des matelas, et n'ont que des coffres pour tout mobilier.

On trouve à Alger toutes les nuances de l'état social par lequel a passé la race juive. Il y a encore des vieillards qui portent le costume avilissant imposé par des Turcs, et il y en a, parmi eux, qui sont devenus millionnaires; leurs enfants portent le costume européen. On voit encore des femmes coquettement parées du long foulard de soie à franges dorées, maintenu par une longue épingle à tête ornée de brillants. Mais la majeure partie endosse peu à peu le costume français. Qu'ont-ils à regretter du passé; quel est le lien qui pourrait ramener leur imagination vers les temps de l'oppression; pourquoi donc y a-t-il des individus qui s'affublent ridiculement de turbans, de vestes brodées et de ceintures que leurs pères n'ont jamais portées?

Les juifs sont essentiellement commerçants, une timidité native les tient éloignés de la vie des champs et des occupations agricoles ; c'est sur le marché, en face des denrées d'échange, qu'ils sont d'une habileté prodigieuse. Ils se préoccupent, dès la plus tendre enfance, de leur avenir et de celui de leurs parents ; ils se choisissent une profession et y sont très-appliqués.

L'économie, la parcimonie et la persévérance sont les qualités dominantes de cette race qui, dépouillée des prérogatives que donne la puissance des armes, a cherché à se servir de celles que donne le capital. C'est en cela qu'elle a montré une intelligence rare, mais elle doit réfléchir sur les bienfaits que la France lui a apportés en Algérie, et ce serait un beau spectacle, consolant pour la dignité humaine, de voir éclater la reconnaissance dans de telles proportions, que la race arabe elle-même fût obligée de s'incliner devant cet acte spontané de rédemption !

Laissons, lecteur, la race juive, moins intéressante pour le touriste que les races arabes, subir, comme la chrysalide, sa transformation sociale. Dans dix ans, il n'y aura plus un seul Israélite qui ne parle français, pas un seul qui s'affuble des oripeaux ridicules qui en font à la fois un objet de pitié et de risée. Elle aura gagné beaucoup en fréquentant nos écoles, et en se familiarisant avec nos costumes. En tant que race indigène, elle ne comptera plus, mais elle aura servi d'exemple à toutes les fractions du peuple juif, disséminées en Orient. Elle aura surtout prouvé combien le génie de la France est tutélaire !

Revenons un peu dans cette Casbah, où il ne suffit pas de jeter un coup d'œil curieux sur les étroites boutiques occupées par les Maures industrieux, pour être au courant de ce qui s'y passe. Levez un peu la tête vers ces étroites fenêtres grillées, qui prennent jour dans une impasse ou dans quelque encoignure ruinée d'une maison mauresque; à travers les barreaux vous verrez briller la frange rouge de ces délicieux foulards, dont les tisserands maures savent seuls harmoniser les couleurs. Deux yeux noirs, bordés de cohel et rehaussés par des sourcils fabriqués au pinceau, dardent leur feu sur les passants et attendent, perdus dans l'espace, le jeune Maure à qui est réservée la fleur posée coquettement dans les cheveux. Ce n'est pas là la Mauresque de la famille, c'est la malheureuse qui n'a dans la vie d'autre occupation que la coquetterie, d'autre satisfaction que des joies éphémères, d'autre avenir que la misère. A ses heures, elle descend voilée et indolente dans les rues de la basse ville, puis elle revient au gîte, à l'affût de quelque aventure qui lui donne le triste pain que le travail ne saurait lui donner.

La misère des jeunes filles indigènes était telle, que le gouvernement colonial avait institué des ouvroirs pour les recueillir et les instruire. L'établissement de Mme Luce, situé rue de Toulon, et celui de Mme Barrhoile, rue des Abderrhames, reçoivent plusieurs centaines d'enfants qui travaillent à ces fines broderies indigènes qui rappellent ces longs travaux de patience, exécutés par nos grand'mères au coin du feu et qui se conservaient pieusement dans les familles à travers les générations.

Les petites mains sont là appliquées et silencieuses, sur ces beaux mouchoirs brodés, sur ces bernouss soyeux, qui protégeront les blanches épaules des danseuses au sortir du bal ; elles diaprent de fleurs et d'arabesques ces coussins moelleux sur lesquels on n'ose se poser, crainte de les faner.

Rien de plus attachant que cette œuvre morale, entreprise dans le but d'arracher ces petites filles à la destinée fatale qui les attend.

C'est par le travail qui charmait la captivité de leurs mères, que ces enfants sont initiées à la vie de famille; c'est dans ces ateliers de bienfaisance qu'elles sont recueillies et enlevées au vagabondage, qui serait la conséquence de l'abandon.

Les ouvroirs musulmans reposent le cœur et réconcilient avec l'humanité. Quand on les a visités, on veut les revoir encore, et on a quelque peine à se persuader que les charmants ouvrages qui en sortent soient l'œuvre de ces petits êtres chétifs et malingres, que la débilité ravage. Il y a beaucoup à faire pour une race qui s'abandonne elle-même, et c'est une œuvre essentiellement pieuse, que de recueillir toutes ces petites filles, de les instruire, et de les moraliser.

On trouve là, achetées par les directrices de ces établissements, des tentures anciennes qui remontent à des époques reculées, et qui servent aujourd'hui de modèles, tant elles ont d'harmonie et d'éclat.

La vie de la femme indigène se partage entre les soins du ménage, la visite aux cimetières, et le bain maure.

L'intérieur de ces maisons que l'aspect extérieur ferait prendre pour autant de prisons, ne manque pas de charme et d'animation. Les Mauresques sont d'une propreté extrême, et ont dans leur intérieur un ordre parfait.

La cour d'une maison mauresque est généralement pavée en marbre, des caveaux sombres et voûtés l'entourent de tous côtés, et il n'est presque pas d'habitation où il n'y ait une citerne ou un puits. Au premier étage sont les appartements qui servent à la famille, et c'est sur les galeries intérieures, protégées par une toiture plate soutenue par des colonnades, qu'elles se livrent à toutes les petites opérations du ménage. La terrasse est le lieu de récréation et de délassement.

Là, vers le soir, lorsque le soleil a disparu derrière le Sahel, elles vont respirer la brise qui vient rafraîchir la température, et, accoudées sur la galerie extérieure, elles plongent leur regard dans ce merveilleux tableau, que l'horizon borne de ses brumes opalines.

Les villes situées sur le bord de la Méditerranée ont un immense avantage; elles permettent d'étayer les maisons de façon à ce que la majeure partie de la population puisse jouir du spectacle de la mer, et recevoir la brise qui assainit les habitations et évite des promenades que le climat rendrait fatigantes et qui, d'ailleurs, sont peu dans les mœurs des musulmans.

La disposition intérieure des maisons mauresques de la ville et de la campagne est partout la même. Ce sont des galeries à colonnades du plus délicieux effet, et des fenêtres étroites garnies d'épais barreaux, suffisants pour établir des courants d'air, mais ne permettant point une curiosité indiscrète.

Il existe encore, dans Alger, des palais que l'art moderne n'a point soumis à la restauration capricieuse, qui bien souvent dénature, sous prétexte d'embellir.

Le palais du gouverneur est un bijou, dont le grand salon, à lui seul, fait oublier, à l'amateur des souvenirs mauresques, la lenteur des audiences. Il y a dans ces retraites à demi obscures, des armoires dont les portes sont des chefs-d'œuvre de menuiserie. — Le plafond rouge et or est tout entier en boiseries, et sur les encadrements des murailles, grimpent des feuillages peints sur des faïences que Gênes, Livourne et Florence expédiaient aux pachas. Tout cela est d'un grand effet, et quoique les couleurs paraissent au premier abord un peu vives, l'œil n'en est nullement choqué.

La bibliothèque de la ville, ancienne demeure de la famille de Mustapha-Pacha, mérite une attention toute particulière. La demeure du premier président, celle du secrétaire général du gouvernement, le palais qui avait été réservé aux sous-gouverneurs, permettent d'étudier l'architecture mauresque dans tous ses caprices, et dans toute sa splendeur.

Le principe de la construction mauresque est admirablement approprié aux mœurs orientales, et répondrait à toutes les exigences de la vie confortable des Européens, mais il exige beaucoup d'espace pour satisfaire aux lois de l'hygiène. Si la ville d'Alger occupait une étendue quatre fois plus considérable, si à chaque maison mauresque était joint un petit jardin, où s'épanouiraient les riches corbeilles de fleurs, que le climat permet d'élever sans frais et sans précautions, ce serait la plus riante ville du monde, et Gênes, qui n'a pas de rivale pour ses terrasses odorantes, perdrait son prestige et sa royauté.

Ce qui rend les maisons mauresques inhabitables pour des Européens, c'est l'humidité et l'obscurité des étages inférieurs; c'est là une des causes de la débilité qui envahit les indigènes, et les prédispose au lymphatisme et à l'éléphantiasis. Les familles maures ne bâtissent plus, elles s'entassent dans leurs anciennes demeures et subissent les effets de l'encombrement. Tout conspire à l'extinction de cette malheureuse population, que ses traditions éloignent de nous et rendent réfractaire à nos coutumes.

Il existe encore quelques demeures dont le cachet est resté complet, et qui n'ont subi aucune transformation ; elles sont fréquentées par des Arabes riches qui viennent des tribus et qui les conservent comme pied-à-terre ; il est à remarquer pourtant que les chefs indigènes préfèrent acheter des maisons mauresques dans la campagne, afin d'y vivre tout à fait éloignés de notre curiosité et de notre contact.

Quel est le voyageur, que les livres de Fromentin, de Feydeau, et les tableaux si gracieux de Regnault et de Girardin, n'ont pas surexcité et poussé à pénétrer dans ce dédale d'impasses, pour assister à quelque N'bita, ou aux séances nocturnes et indescriptibles des Aissaouas ?

Il faut avoir passé quelques soirées au milieu de ces danseuses lascives qui s'animent au bruit du tambour, du violon et de la mandoline, pour connaître tous les détails de l'existence de la femme indigène.

Qu'on se figure une cour mauresque, toute bariolée de lanternes vénitiennes; tendue de ces étoffes algériennes aux couleurs vives, et garnie de tapis moelleux sur lesquels chaque danseuse vient à son tour faire admirer la souplesse de son corps et la moelleuse inflexion de ses membres. Il y a, à Alger, des danseuses en renom, qui possèdent les traditions des almées et qui figurent dans les N'bitas que des courtiers habiles organisent chaque soir pour la plus grande satisfaction des riches oisifs amenés par l'hiver sous ce beau ciel. Elles sont vêtues de riches costumes, de larges pantalons blancs, de vestes magnifiques, elles ont autour de la taille des ceintures brodées, leurs pieds sont à peine comprimés dans des babouches délicieuses ; sur leur tête brillent les soltani enroulés autour de la chachia ; sur leur cou s'étalent de longs et larges colliers de perles et de diamants ; leurs bras nus ornés de beaux bracelets, s'échappent de la large manche qui retombe gracieusement le long de la taille, et leurs mains effilées aux ongles noircis soutiennent des écharpes soyeuses, qui flottent autour de leur tête, pendant qu'elles tournoient enivrées devant les spectateurs.

La danse des Mauresques a beaucoup de caractère et agit voluptueusement sur le système nerveux. C'est la représentation des attitudes de Vénus livrée aux entraînements de la passion, et on ne peut assister à un semblable spectacle sans songer aux énervantes soirées qu'Aspasie réservait aux riches débauchés d'Athènes.

Toute l'antiquité bachique se révèle dans les rapides contorsions de ces jeunes danseuses, qui s'oublient dans leurs rapides évolutions, et dont le talent consiste à interpréter les scènes les plus voluptueuses. La musique lente d'abord, et d'un rhythme cadencé, s'anime à mesure que les gestes deviennent plus rapides ; puis elle acquiert une vivacité vertigineuse, jusqu'au moment où la danseuse, épuisée et haletante, s'affaisse sur elle-même, comme si elle voulait disparaître aux regards du public.

Autre chose est le spectacle étrange, indescriptible qu'offrent les Aïssaouas. Il faut avoir un système nerveux bien solide pour supporter la vue de ces charmeurs de serpents, de ces espèces de derviches tourneurs et hurleurs qui se livrent à des exercices que la machine humaine ne peut supporter sans un ébranlement profond. Que penser, après avoir vu à trois pas de distance, un homme presser de sa langue un fer rougi à blanc ; mordre à belles dents une feuille de cactus garnie de ces épines acérées dont la piqûre est venimeuse ; sauter à pieds joints sur le tranchant bien effilé d'un long yatagan que deux individus soutiennent par les extrémités !

J'ai vu de rudes compagnons que ce spectacle rendait fous, et énervait au point, qu'il fallait les emporter loin de ces infernales demeures.

Les Aïssaouas forment une secte comme les derviches d'Orient. Ils se rendent dans les maisons mauresques à des heures avancées de la nuit, et chacun à son tour donne à l'assistance l'étrange vision d'une gymnastique qui n'est ni une danse ni une interprétation, mais un symbole incompréhensible pour les Européens, et sacré pour les affiliés.

Il y a là des têtes à caractère; des nègres du Soudan qui font résonner de larges tamtams; des joueurs de flûte, qui tirent d'un simple roseau des sons cadencés et graves. Le bruit domine la scène et surexcite la fibre des contorsionnaires, qui s'affaissent ruisselants de sueur, les yeux hors de l'orbite et la tête violacée par la congestion. C'est le dernier degré de l'extase, qui précède l'affaissement complet d'un organisme en délire.

Nous avons dit que ces soirées-là sont indescriptibles, et si nous nous sommes quelquefois égaré dans ces scènes bizarres, c'était pour ne point rester étranger aux détails intimes de la vie orientale; mais nous n'en sommes jamais sorti sans un ébranlement profond, qui avait quelque chose du cauchemar.

Lorsque, la nuit, on monte sur une terrasse de la basse ville et qu'on jette les yeux sur cette voie lactée qui brille sur un fond blanc jusqu'au sommet de la Casbah, on entend résonner le tambour du nègre et on perçoit les modulations caverneuses de la flûte arabe; on peut dire : Là, se passe une scène d'Aïssaouas; une gerbe lumineuse qui s'échappe d'une cour mauresque vous désigne le point où a lieu cette soirée diabolique.

Si vous entendez des sons plus doux, l'harmonie

stridente du violon ou de la mandoline, c'est une n'bita dont les émanations parviennent jusqu'à vous, emportées dans un cercle lumineux plus vif. Ici, des démons, là, des almées, les manifestations extrêmes du délire et de la passion chez un peuple qui a voué toute son existence au silence et à la résignation !

Si la vue d'Alger, éclairée par un soleil de feu, inspire au voyageur un sentiment d'admiration sans mélange, rien ne saurait rendre le charme des nuits rafraîchies par la brise qui se répand sur toute la côte du nord de l'Afrique, et fait oublier les chaleurs du jour.

Quand, vers minuit, on sort du théâtre et qu'on respire à pleins poumons ces effluves bienfaisants qui viennent du large, on se demande pourquoi la vie de relations ne commence pas à la chute du jour, pour finir à l'aube, ou aux premiers rayons du soleil.

Sous les arcades, sur les bancs de la place du Gouvernement et sous les portiques des édifices publics, on se heurte à chaque pas à une masse grisâtre étendue sur les dalles, c'est un biskri qui dort enveloppé dans son burnous ; c'est un malheureux déclassé, sans feu ni lieu, qui économise là le gîte que sa bourse trop légère ne lui permet pas de louer. Il n'y a qu'Alger au monde, où la nudité des petits vagabonds arabes n'offusque point l'œil du moins sévère des moralistes ; il n'y a qu'Alger, où des milliers d'êtres puissent dormir dans les rues, sans que la police ait le droit de les empiler dans des prisons infectes.

On peut se promener la nuit, sur le port, sans que les marchandises courent le risque d'être pillées ; il y a là des biskris et des négros qui s'étendent sur des sacs et font bonne garde. Les nuits sont calmes, transparentes, et, si parfois vous êtes tiré de votre somnolence, c'est par la douce mélodie d'un guitarero espagnol chantant doucement de ces airs nationaux qui font rêver plus qu'ils ne fatiguent ; ou bien, par la voix du muezzin qui, vers trois heures de la nuit, fait entendre son appel à la prière du haut des quelques minarets encore debout.

La vie bruyante recommence avec les premiers rayons du jour ; c'est l'heure où les jardiniers du Hamma et du fort de l'Eau apportent leurs denrées sur la place de Chartres ; le gaz éteint ses mille lumières, la lune se cache, et cette nature splendide reparaît avec des teintes plus vives, ranimées par les vapeurs de la nuit.

Il est impossible de rester quelque temps à Alger, sans que la curiosité soit sollicitée par ses environs, et c'est presque une témérité à un auteur, que d'entreprendre de les décrire. Il n'est pas de ville au monde qui possède une campagne plus florissante et plus digne d'attirer l'attention du touriste. La Mitidja, c'est la richesse, c'est le luxe dans la voie agricole, c'est l'avenir de tout un peuple ; mais le Sahel, ce petit pâté montagneux dont la ville n'occupe qu'un point microscopique sur le versant méditerranéen, c'est le charme de la campagne avec toutes ses séductions.

La flore des environs d'Alger ne peut se raconter dans un livre aride, plein de détails et de termes scientifiques, elle se perçoit par tous les sens : par les yeux, que cette éternelle verdure distrait et repose; par l'odorat, que saisissent les effluves odorants dont l'air est embaumé.

A peine les pluies d'automne ont-elles pénétré le sol, que tout renaît et que la terre se couvre d'un immense tapis de verdure. Au mois de janvier, les amandiers et les pêchers fleurissent, et le feuillage sombre des oliviers sauvages est renouvelé par des bourgeons d'un vert tendre du plus charmant effet; la clématite, le cytise et le jasmin s'enlacent en touffes épaisses autour des vieux troncs moussus, et laissent traîner dans les branches mortes leur épaisse chevelure et leurs grappes de clochettes élégantes.

L'hiver, c'est en Algérie la saison de la moisson des fleurs et des promenades, interrompues seulement par les pluies torrentielles, dont on ne peut d'ailleurs maudire l'abondance, car elles versent sur la terre la promesse d'une fertilité prochaine.

Les coteaux de Mustapha supérieur suffiraient à l'ambition d'une ville désireuse de conquérir le droit d'attirer les riches oisifs qui fuient les frimas de l'Europe, mais Alger a, par delà ce premier plan, des horizons qui ne le cèdent point à ce voisinage déjà si recherché. Lorsqu'on a dépassé le jardin d'Essai, dont on ne peut sortir sans être émerveillé, tant il renferme de riches échantillons de la flore tropicale, que l'art y a importés, et que la nature y développe comme un enseignement, on se trouve en présence d'une végétation qui ne doit rien de sa splendeur à la main de l'homme; on pénètre dans ce ravin étroit et tout ombreux qu'on appelle le ravin de la Femme sauvage, et qui fait oublier le panorama que la mer encadre de ses flots bleus. Pendant une heure, on se croirait dans une étroite vallée de la Suisse aux plus beaux jours du mois de juillet, et on arrive à ce petit village de Birmandreis perdu dans une forêt de platanes, sous lesquels les rayons du soleil ont de la peine à pénétrer.

Pour peu que la curiosité encourage à suivre la route qui fait le tour du Sahel, l'œil est émerveillé de ce fouillis de villages européens, qui signalent les étapes de la colonisation, et qui fortifient dans la pensée que la terre, bénie par le sang des conquérants, a été deux fois conquise par la main du défricheur.

Jusqu'à Douéra, qui domine la plaine de la Mitidja, on ne peut compter les fermes qui se sont partagé la terre inculte, et qui ont modifié l'aspect de ces croupes jadis abandonnées au lentisque et aux bruyères, aujourd'hui couvertes de vignes et de belles moissons.

L'aspect des villages du Sahel n'a ni l'étroitesse des villages de France, ni le ton sale et grisâtre des hameaux qu'encombrent les fumiers et la boue ; ce sont des villages riants, aux murailles blanchies, qui tranchent sur une végétation sans cesse renaissante, car l'arbre vert tient une large place autour des habitations.

On ne songe point à demander compte aux vaillants travailleurs qui les habitent de ce qu'ils ont fait, on n'a qu'à le constater ; on leur souhaite de nouveaux aides et de nouvelles recrues pour compléter des centres si propices au développement des familles et à la prospérité du sol.

Lorsqu'on revient de Douéra, dont la belle situation égale la salubrité, on se trouve sur un versant d'où l'œil embrasse tout à la fois l'immensité de la plaine et l'immensité de la mer. On se croirait aux environs d'une grande cité comme Paris ou Marseille, et on s'étonne de rencontrer tant de maisons mauresques perdues dans tous les replis du sol, abandonnées et noyées, dans le développement sauvage des plantes grimpantes qui tapissent les murs, comme un manteau qui cache la nudité et la misère.

Le Sahel était littéralement diapré de charmantes habitations mauresques entourées de sept à huit hectares de terre parfaitement délimités par des haies de cactus, d'aloès et de lentisques. Les familles maures vivaient dans ces retraites du produit de la terre, lorsque la conquête vint les secouer dans leur somnolence. Un grand nombre d'entre elles émigrèrent, d'autres vendirent à vil prix leur immeuble ; d'autres enfin sont restées là, jetant, par les étroits judas garnis de barreaux, un regard furtif sur le passant curieux qui se risque dans l'étroit chemin, et défendant du mieux qu'ils peuvent cette bribe de leur héritage, ce dernier trait d'union avec la terre natale.

Rien n'est charmant comme ces promenades entre deux haies touffues, où le soleil pénètre à peine, et que le Maure défiant n'élague jamais, tant il craint les regards indiscrets. Les aloès sont surchargés par les lianes grimpantes qui les enlacent et s'accrochent à leurs aiguillons acérés ; entre des palmes de figuier de Barbarie, s'étalent de larges feuilles d'achante, de cyclamens, de scilles et d'hyacinthes; toute une forêt de ces belles plantes vertes qu'en Europe on cultive pour l'agrément des salons, et qui poussent là sans soin et sans art.

Il vous arrive des odeurs pénétrantes qui font aimer la nature, et par-dessus ces haies s'élèvent des bouffées de fleurs d'oranger qui parfument une atmosphère déjà saturée d'émanations végétales. La journée se passe tout entière dans ces excursions, qui laissent dans l'esprit des souvenirs ineffaçables, et, le lendemain, on parcourt de nouveaux sentiers et on éprouve de nouvelles satisfactions.

La campagne ne présente jamais un aspect absolument aride, et jamais elle n'est dépouillée. Pendant l'été même, la vigne s'étale comme un tapis vert, et protége la terre contre les ardeurs du soleil. L'arbre vert, le caroubier, l'olivier, le lentisque, le thuya et les sapins, forment les abris protecteurs sous lesquels on peut, en plein midi, reposer en paix et sans courir le risque d'une insolation.

La main de l'homme manque à la terre, et l'on peut dire sans exagération que les environs d'Alger enrichiraient une population de travailleurs dix fois plus considérable que celle qu'on y rencontre. Il y a de tout dans ces propriétés fractionnées par petites fermes de cinq à dix hectares ; dans les bas-fonds, là où vient sourdre un filet d'eau, les bananiers, les orangers, les mandariniers, le néflier du Japon ; au-dessus l'orge, le blé, le maïs, l'olivier, et, sur les hauteurs, la vigne qui couronne toutes ces croupes arrondies et égaye l'œil par ses tons changeants et ses grappes pleines de promesses. L'activité du colon est sans cesse sollicitée, et il n'a pas plutôt terminé une récolte, qu'une autre l'appelle, et lui fait trouver sa tâche douce et sa propriété pleine d'attraits.

Quand on a dépassé Ben-Aknoun, et qu'on rentre par la route qui vient d'Alger à Chéragas, on ne peut résister à l'envie d'aller sur le point culminant du Sahel, qu'on appelle la Bouzaréa, d'où la vue embrasse des horizons infinis et vers l'intérieur de l'Algérie, et vers la lointaine Kabylie, et vers le nord d'où viennent, avec la brise, les nouvelles de la mère patrie.

La Bouzaréa, qui a une élévation de 450 mètres au-dessus du niveau de la mer, court de l'est à l'ouest, à partir du Frais-Vallon, et va s'incliner doucement en face de la baie de Sidi-Ferruch. C'est en la contournant que l'armée française soutint, en 1830, le combat de Staouëli, qui décida de la prise de possession du Sahel.

Quand on suit cette crête que bordent à droite et à gauche des ravins très-accidentés, vrais nids à ruines mauresques, on a devant soi tout le panorama qui peut attirer et séduire le touriste.

Le plateau du Sahel tout entier, avec ses villages et ses fermes isolées dans les cactus ; derrière, la plaine de la Mitidja, déployant sa courbe gracieuse ; à l'extrémité de ce long ruban de verdure et de moissons, le Chenoua et le pic des Beni-Menasser, le pendant du Djurjura, dont pourtant il n'a point l'élévation et la majesté. Lorsque la brume n'est point trop intense, on aperçoit le Tombeau de la Chrétienne (*kober roumia*), dont la désignation véritable, est celle de Tombeau des Rois numides.

Le lac Halloula, aujourd'hui en partie desséché, n'apparaît dans ce lointain que comme un miroir perdu dans l'herbe. Au loin, de l'autre côté de la plaine, Blidah, les gorges de la Chiffa, El-Affroun, Mouzaïa, puis, à l'extrémité, Marengo, dont l'importance devrait être doublée, car c'est cette ville qui commande l'immense territoire occupé par la colonisation. Celui qui voudra assister à ce spectacle magique, auprès duquel s'efface le souvenir des émotions que le Righi, le Faulhorn et le mont Cenis font naître dans l'esprit du voyageur, n'a qu'à prendre l'omnibus de la Bouzaréa et à aller s'asseoir à quelques mètres au-dessus de l'église du village : là, abrité par les larges feuilles d'un vieux figuier, il pourra, tout à l'aise, contempler ce que ne peuvent concevoir ceux-là même qui ont visité les points les plus curieux de l'Europe.

Je ne puis comprendre pourquoi la Bouzaréa n'a point encore acquis l'importance qu'elle mérite à tous les points de vue, et pourquoi le paresseux citadin s'arrête à ce charmant village qu'on appelle El-Biar, et qui ressemble tant aux luxueux parterres qui entourent Paris. Au point de vue de la salubrité, la Bouzaréa réalise tout ce que l'hygiéniste peut ambitionner ; au point de vue de la production, on peut y créer des exploitations complètes ; il y a de l'eau à profusion, et l'élévation même de cette crête au-dessus du niveau de la mer en augmente le prix. La vigne y donne des vins déjà fort estimés, et les arbres fruitiers de France y réussissent à merveille.

L'influence de cette élévation se fait sentir sur les fonctions digestives, et ceux qui ne peuvent supporter le climat chaud et humide de la plaine et de la ville d'Alger renaissent pour ainsi dire à cette altitude, où règne le climat des plus belles contrées de France.

J'ai toujours rêvé là une maison de convalescence, qui éviterait aux habitants de l'Algérie, fatigués par le climat, des déplacements onéreux, et qui permettrait aux parents de surveiller les enfants languissants, qui étouffent dans la ville et ses faubourgs.

Il y a dans ces ravins profonds de merveilleuses ruines mauresques, qui donnent au paysage une animation toute particulière et qui prouvent le cas que les Turcs faisaient du climat de cette portion du Sahel.

La saison d'hiver en Algérie commence avec les premières pluies, et le touriste peut étudier, en détail, les mille nuances de la vie orientale et les mœurs des populations indigènes qui grouillent sous ses yeux : les excursions sont faciles, grâce aux larges voies de communication qui sillonnent tous les environs des villes. On est vraiment surpris qu'en si peu de temps, et eu égard à une population immigrante aussi restreinte, on ait pu réaliser tant de choses. On se croirait dans une contrée possédée depuis des siècles, et que des luttes acharnées n'ont point ensanglantée.

Alger est mieux apprécié à mesure qu'on visite les environs avec plus de soin; on comprend mieux à quel but tendent les sacrifices immenses qui l'ont complétement transformée. C'est le débouché d'un continent, le point de ralliement et de concentration d'immenses intérêts, encore mal définis, mais toujours croissants.

Alger a pris la place de Carthage et aspire à sa suprématie; ce n'est point une ville faite, c'est encore, malgré sa splendeur actuelle, une cité en voie de développement.

Quand on se retrouve dans cette fourmilière de costumes bizarres, de boutiques toutes chatoyantes de ces mille riens qui sont dus à l'industrie indigène, on comprend le goût artistique d'un peuple à qui tout souriait, la terre, les fleurs, les femmes et le ciel.

La vue de la campagne et de ces habitations solitaires où les Maures vont cacher leur patiente résignation, fait comprendre leur attitude dans ces étroites boutiques, où ils entassent sans ordre et sans prétention les produits de leur lente industrie.

Si vous entrez dans la boutique de Rayato ou d'Ali ben Omar, dans le bazar Sarlande, vous êtes frappé du peu d'étalage qu'ils font de ces riches marchandises qu'ils reçoivent du Levant, de Tunis et du Maroc. Ils ne hèlent point le visiteur par des phrases provocantes; ils attendent gravement qu'on leur demande le prix du coffret incrusté de nacre, des tapis de Perse ou du miroir que l'on admire, ils laissent tomber de leurs lèvres un prix, et c'est tout; achetez ou n'achetez pas, ils se contentent d'incliner la tête respectueusement, sans exciter le client par des détails inutiles.

Cette attitude est celle que Théophile Gautier a signalée chez tous les marchands de Constantinople; la dignité et la sobriété de paroles sont le caractère général des musulmans, qui sont fort honnêtes dans leurs relations et dans leur commerce.

Comment s'arracher au charme qui vous a gagné pendant les quelques mois qu'on a passés dans Alger; comment faire pour fermer la page qui équivaut à un adieu, et comment retenir son émotion, quand le bateau qui vous a conduit vers cette riante contrée, vous reprend pour vous rendre à une famille que l'absence a rendue exigeante. Faut-il fermer les yeux et ne plus regarder derrière soi, quand on a la perspective de contempler une dernière fois ce magique tableau dont le souvenir ne s'effacera plus? Toutes les séductions dont on a été entouré reviennent à la pensée et augmentent les regrets qu'inspire le départ, et plus d'un voyageur attendri jette à cette plage, dans un dernier regard, le mot profondément triste qu'Ernest Feydeau jetait à ces riants coteaux de Mustapha :

« Je voudrais mourir là ! »

VII

TRADITIONS HYGIÉNIQUES. — LE BAIN MAURE.

Il n'existe pas autour des villes de l'Algérie, de la Tunisie ou du Maroc, une seule habitation mauresque, où l'on ne trouve des appartements consacrés à l'usage des bains. Les Européens ont méconnu l'intention de ces constructions, en les faisant servir à d'autres usages, ou en les abandonnant.

La forme générale adoptée par les architectes maures était celle d'une coupole à six pans, soutenue par des murailles très-épaisses, surplombant un dallage en marbre ou en ardoise, placé sur un four, que l'on chauffait à l'aide du bois et de la broussaille.

C'est, en petit, le même aspect et la même forme que les grands bains maures fréquentés dans les villes. Forme, aspect et coutumes sont les mêmes depuis l'Euphrate jusqu'à Tanger, depuis Alger jusqu'à Tombouctou, c'est-à-dire dans tout le monde connu placé sous la domination de l'Islamisme.

Si l'on ouvre Vitruve au chapitre x : *De quelle manière les bains doivent être disposés, et de quelles parties ils se composent*, nous voyons que le *laconicum*, ou étuve à faire suer, a été parfaitement conservé, à travers les siècles, et avec toutes les parties constituantes indiquées par la tradition romaine.

Le fourneau, *hypocausis* ou *vaporarium*, est également partout construit d'après les données antiques ; quant aux pièces placées autour du *laconicum*, telles que les piscines (*baptisterium* et *frigidarium*, *tepidarium* et *apodypterium*), elles n'existent pas; il fallait une pièce d'entrée pour déposer les vêtements, on a conservé une galerie assez étroite, qui sert aux baigneurs pour se déshabiller, et pour se coucher après le bain.

Les Arabes avaient trouvé sur la côte d'Afrique les établissements romains, et ils avaient conservé une partie des manœuvres auxquelles se livraient les baigneurs. Il n'est pas inutile de rappeler en peu de mots quelle était la disposition des Thermes romains, et en quoi consistaient les exercices auxquels on s'y livrait, afin de rapprocher ce que nous avons sous les yeux, de ce qui existait dans l'antiquité.

La Description de Vitruve; l'ouvrage si intéressant de Bernard de Montfaucon, religieux bénédictin de la congrégation de Saint-Maur, publié en 1719, ouvrage dans lequel se trouvent des dessins copiés d'après nature; enfin, la brochure de notre ami M. Commailles, pharmacien aide-major de l'armée, publiée en 1853 (*Des aqueducs, des bains et des thermes dans l'antiquité romaine*) permettent de livrer au lecteur une analyse comparative fort instructive.

Dans l'ouvrage de Rich (*Dictionnaire des antiquités romaines et grecques*), on retrouve le dessin publié par

Bernard de Montfaucon, reproduit d'après une peinture trouvée aux thermes de Titus.

Les parties principales du bain peuvent être classées dans l'ordre ci-dessous :

1° Une galerie médiane;

2° Sur le premier plan, la *concamerata sudatio*, chauffée par les *clypeus*, intermédiaire au *laconicum*, et garni de gradins sur lesquels les baigneurs pouvaient se coucher ou s'asseoir;

3° Derrière, le *tepidarium*, chambre tiède ;

4° A la suite, le *frigidarium*, appelé par Cicéron *apodypterium*, chambre fraîche ;

5° Tout à fait au fond, l'*eleothesium* ou chambre aux parfums;

6° Au-dessous de la *concamerata sudatio* et immédiatement sous le *clypeus*, on voit le *laconicum*, fourneau qui donne la chaleur pour suer ;

7° Au-dessous l'*hypocaustum*, où l'on entretenait toujours de la flamme;

8° De l'autre côté de la galerie médiane on trouvait le *balneum*, au milieu duquel était un bassin, soit de marbre, soit de bronze, c'était le *labrum*. Assez grand parfois pour contenir plusieurs personnes, le *labrum* contenait de l'eau très-chaude, que les esclaves projetaient sur le corps des baigneurs, pendant que d'autres esclaves enlevaient, à l'aide de la strigille, l'huile et le sable qui s'étaient attachés à la peau, pendant les luttes et les exercices gymnastiques.

Les thermes avaient, en outre, des parties destinées

aux différents jeux en usage, tant chez les Grecs que chez les Romains.

M. Commailles a résumé, dans le passage suivant, les opérations que subissait le baigneur :

« Certains esclaves, sous les noms de *fornacarii* et de « *fornacatores*, veillaient aux fourneaux ; d'autres, les « *aliptes* ou *unctores*, frottaient les baigneurs d'huile et « de sable, qu'ils enlevaient ensuite avec la strigille, « puis ils oignaient le corps d'*œnanthinum*.

« Les *myropolæ* ou parfumeurs (*muropoles*) succé- « daient aux *unctores* et nettoyaient la chevelure, qu'ils « enduisaient de *sapo* ou de *spuma*. Dans les thermes « réservés aux femmes, des *myropolæ* du même sexe « appliquaient le *lamentum* (1) et le *fucus* (1).

« Ceux dont la chevelure commençait à blanchir, ou « qui voulaient se faire épiler les aisselles, se mettaient « entre les mains de l'*alipilus*, qui maniait la *volsella*, « ainsi que diverses pâtes épilatoires telles que le *psilo-* « *thrum*, formé d'orpiment et de chaux, et le *dropax*.

« Pendant le bain, les *aquarii*, renommés pour leurs « habitudes licencieuses, procédaient au massage et « nettoyaient le corps qu'ils séchaient avec des linges « chauds. »

C'est surtout après avoir étudié les bains maures des villes d'Orient, que l'on apprécie la valeur du travail publié par M. Commailles.

Nous avons devant nous une partie de la tradition;

(1) *Lamentum*, pâte de farines diverses, pour combler les rides du visage et donner de la souplesse à la peau.

(2) *Fucus*, fard rouge, analogue à l'orseille. (Commailles.)

examinons ce qu'elle renferme; comparons-la surtout aux pratiques balnéothérapiques usitées dans les établissements thermaux de l'Europe, et nous verrons qu'il ne faut pas mépriser le passé, car il offre parfois des enseignements supérieurs à ceux que fournit la science moderne.

Nous avons pénétré dans les bains maures, non pas comme un voyageur qui recherche une distraction ou un aliment pour son imagination, mais en néophyte qui cherche à dérober quelques étincelles du feu sacré.

On y entre comme un curieux, on en sort fasciné et l'esprit frappé par une pensée scientifique : où donc ces hommes, sans connaissances médicales, qui viennent de presser, de tordre ma machine humaine, ont-ils appris les secrets physiologiques du massage? D'où leur vient une méthode aussi complète et aussi exquise? Évidemment de la tradition. Il y a bien certainement là tout un chapitre inédit de la science médicale arabe... nous l'avons pensé, et, chaque fois que nous nous sommes soumis aux pratiques du massage dans le bain maure, cette pensée est revenue plus vive. Nous livrons au lecteur l'analyse des études que nous avons faites, et les appréciations physiologiques qu'elles nous ont suggérées.

Le caractère dominant des institutions musulmanes, c'est l'immobilité. Il faut donc les étudier là où le mélange ne s'est point encore effectué; là où les aspirations de la civilisation ne sont point encore inoculées dans les veines du peuple arabe ; là où il n'a point encore puisé le goût des raffinements dans l'existence; là, surtout, où dégagé des entraves que la curiosité de l'étranger lui impose, il se livre à ses instincts propres et obéit à son éducation.

Étudié à ce point de vue, le peuple arabe représente la période de transition entre l'époque balnéothérapique romaine et l'époque de la renaissance, qui a préparé l'époque scientifique moderne.

Ainsi que nous l'avons démontré par la courte exposition que nous avons tentée de l'histoire de la médecine, ce peuple a joué un très-grand rôle, puisqu'il a été le gardien fidèle des connaissances médicales professées dans l'antiquité.

Dégagé du prestige de la fable, et surtout des libidineuses appréciations dont on s'est plu à l'entourer, le bain maure doit prendre sa place parmi les méthodes hygiéniques et curatives qui servent à l'amélioration comme au développement des races humaines.

Il a sa raison d'être physiologique, une très-grande valeur au point de vue prophylactique, et surtout une grande action physiologique, dont les résultats méritent une attention toute particulière, et dont l'exposé ne peut qu'être utile au moment où les établissements thermaux, en Europe, cherchent à utiliser l'élément calorifique présenté par les sources thermo-minérales.

La pratique du massage, telle qu'elle est pratiquée, n'a rien emprunté à la conquête. Les masseurs aujourd'hui procèdent de la même façon qu'avant l'arrivée des Français en Algérie.

La profession de dellak (masseur) est aussi ancienne que l'institution; elle remonte au temps des Grecs;

seulement, à cette époque de perfection artistique et scientifique, les divers emplois étaient distribués avec soin dans les thermes, qui avaient la désignation de Gymnases, et qui renfermaient tout ce qui était propre à développer les forces et à perpétuer la beauté physique.

Rome avait déjà amoindri l'importance de ces établissements et en avait réduit les proportions. Pendant la longue période de la république, les jeux avaient une physionomie âpre et rude ; les lettres grecques n'avaient point encore été introduites dans la cité de Romulus ; le culte de la Beauté ne primait point encore le culte de la Force.

Les Romains ne pouvaient toucher aux peuples asiatiques ou à la Grèce, sans subir le charme et la fascination que ces contrées civilisées exerçaient sur le monde entier. En devenant les maîtres de l'Orient, ils se préparaient pour l'avenir une servitude fatale. C'était Hercule tombant aux pieds d'Omphale, et expirant revêtu de la funeste robe de Déjanire.

A peine maîtresse du monde, Rome devint la très-humble esclave des philosophes, des littérateurs et du luxe oriental, elle s'affaiblit dans l'enivrement des parfums. A partir du jour où le peuple qui avait détruit la ligue italienne et repoussé l'invasion gauloise, put saluer César de l'épithète infamante de *Reine de Bithynie*, ce peuple appartenait à la civilisation asiatique. Aussi voyons-nous, après la république, les grands n'avoir d'autre préoccupation que de conquérir la popularité, en introduisant à Rome des mœurs nouvelles et en construisant des établissements copiés sur les établissements grecs, où la foule venait, pour une modique somme, se livrer à des exercices pleins d'attraits et d'énervement.

Les premiers thermes (*thermæ*) datent du règne d'Auguste; ils furent construits par son gendre Agrippa, qu'il s'était associé au consulat. — Plus tard, Titus, Caracalla et Dioclétien en firent construire sur le modèle des gymnases d'Éphèse. Il est bon de remarquer, toutefois, que Rome resta toujours de beaucoup au-dessous de l'Asie Mineure et de la Grèce.

Nous ne parlerons pas des jeux qui étaient installés dans les thermes, nous rappellerons seulement, que la lutte et la gymnastique précédaient l'entrée dans les étuves, et que c'était après tous ces exercices fatigants que le bain était pris et qu'avait lieu l'action de l'unctor ou de l'aliptes, qui maniaient la strigille, pour débarrasser le corps du sable collé sur les membres, par les huiles odorantes dont ils avaient été oints.

Il est bien question du massage dans les ouvrages anciens, mais nulle part n'existe une description qui présente une base physiologique, en sorte que nous ne pouvons dire si les masseurs des bains maures algériens sont les véritables interprètes de la pensée scientifique des anciens (1).

(1) L'*aliptes* était, dans les thermes grecs ou romains, chargé de surveiller les exercices dans les bains (Aristote, *Ethnic.*, II, 5; Pindare, *Olymp.*, VIII, 54-71); il donnait aux baigneurs des avis sur leur régime et leur façon de vivre. Il devait, pour remplir ces fonctions, *connaître leur organisation musculaire* et l'état général de leur santé. (Cicéron, *Fam.*, 1-9.)

Nous avons observé que cette profession était l'apanage des Mozabites, secte musulmane bien autrement industrieuse et civilisée que les Arabes.

Un Mozabite naît masseur comme l'était son père ; tout enfant, il prépare les haïks et sert le baigneur dans les galeries où il se déshabille, pendant que ses frères plus âgés, ou son père lui-même, massent dans l'intérieur de l'étuve.

A quelle époque faut-il remonter pour trouver l'établissement des règles physiologiques qui président au massage ? quel savant, quel médecin les a posées et régularisées ? Ce sont là des points très-délicats, qu'il nous est impossible de résoudre, parce que les éléments d'investigation mis à notre portée sont très-incomplets.

« Qui donc t'a appris le massage ? » demandais-je à un vieux Mozabite qui avait vu passer des générations dans l'étuve.

« — Mon père faisait comme ça, je fais comme mon père ! »

Voilà la tradition, elle est naïve, mais elle est vraie. Il a fallu bien certainement une direction scientifique pour arriver au degré de perfection qu'a acquis le massage entre les mains des Mozabites.

Un établissement de bains maures est composé de deux parties essentielles : une étuve, *sudatorium, vaporarium, laconicum* des anciens ; en second lieu, des galeries, chambres publiques ou réservées, où le baigneur repose après avoir subi le massage et les divers temps du séjour dans l'étuve.

Dans une partie souterraine, sous le pavé brûlant

de l'étuve, règne le four (*hypaucausis* des anciens). Sans cesse alimenté par du bois, il ne repose ni nuit, ni jour ; la flamme succède à la flamme, et on serait vraiment surpris de la quantité de combustible employée dans ce four, si, à Alger même, on ne voyait employer, pour cet usage, le *fumier des étables !*

Des galeries parfaitement combinées répandent la chaleur sous le pavé de l'étuve, de manière à le rendre partout également chaud. La température en est très-élevée, mais jamais assez pour dépasser celle que les pieds peuvent supporter. Nous verrons, d'ailleurs, que l'eau répandue en abondance pendant les ablutions suffit pour modérer la température intérieure, quelle que soit la poussée opérée par le feu souterrain.

La flamme circule autour d'un réservoir placé juste au milieu de l'étuve. L'eau de ce réservoir, sans cesse en ébullition, est séparée de l'étuve par une table de marbre blanc, soutenue dans sa circonférence par une maçonnerie pleine parfaitement cimentée, de façon à ne permettre aucune fissure, aucune filtration pour le passage de la vapeur.

Cet aperçu jeté sur la source de chaleur, occupons-nous de l'intérieur. Le dallage ressemble beaucoup aux pavés losangiques des temples grecs. Le micaschiste noir s'y marie fort bien avec les diverses sortes de marbre ; le seul inconvénient que nous lui ayons reconnu, c'est d'être très-glissant, surtout lorsqu'il y a de l'eau répandue sur le sol, et il y en a toujours.

La salle d'étuve mesure vingt pas dans tous les sens ; elle offre la forme d'une croix latine dont le point d'entrecroisement serait à la table de marbre, l'extrémité inférieure à la porte d'entrée, et qui aboutirait par ses trois autres branches aux chambres voûtées entourant la salle et réservées aux baigneurs qui ont assez longtemps transpiré sur la table de marbre. Sur cette table, la température est très-élevée. Le thermomètre, que nous avons maintenu pendant quelques minutes isolé de l'air humide répandu dans l'étuve, s'est élevé à 62°. Lorsqu'il subit l'influence des vapeurs, il s'abaisse jusqu'à 55 et même 50°. A mesure qu'on le déplaçait et qu'on le portait vers les extrémités de la salle, il descendait progressivement jusqu'à 45° centigrades.

La coupole, en tout semblable à celles qui dominent les mosquées et les tombeaux des marabouts, soutenue aux angles par des piliers à chapiteaux ornés d'arabesques et bien souvent incrustés de versets du Coran, est élevée à sept ou huit mètres au-dessus du sol.

Elle est très-épaisse et ne présente que deux ou trois pertuis assez étroits, garnis d'épaisses lames de verre, qui ne laissent pénétrer qu'une clarté douteuse, sans laisser à l'étuve les moyens de se refroidir par un échange trop rapide de calorique avec l'air extérieur. Les pièces voûtées, situées aux angles, offrent une élévation moindre que la coupole centrale et sont éclairées par des lampes suspendues au plafond. Au fond de cette pièce, et au milieu de la muraille, sont placées des vasques en marbre ou en onyx, d'un travail quelquefois exquis et surmontées de deux robinets, donnant à volonté de l'eau chaude ou de l'eau froide, qui sert aux ablutionnaires et qui est puisée avec des tasses en cuivre, pour être projetée sur les membres massés ou frictionnés. C'est cette eau qui, en se vaporisant, remplit l'étuve d'un épais nuage, au milieu duquel s'agitent les baigneurs.

Il n'existe point de *clipeus*, immense obturateur en bronze, placé au centre de la coupole des Thermes romains, qui servait par son abaissement ou son adaptation à la voûte, à régler la température.

L'eau répandue dans les diverses parties de l'étuve modifie considérablement les conditions de tolérance du milieu. Cette humidité chaude permet de supporter, pendant tout le temps que durent les opérations du massage, une température qui, sans cela, ne pourrait être tolérée que pendant quelques instants. La transpiration s'y fait d'une manière plus insensible, la respiration n'y est point pénible comme elle le devient dans les étuves sèches. On peut aller et venir dans ce milieu spacieux, se promener dans tous les sens ou se coucher sur la table de marbre, sans être incommodé par la chaleur, et il n'est pas rare de trouver là des indigènes qui y dorment des heures entières, sans en être incommodés.

La nuit et le jour le feu est en activité. De midi à six heures du soir, heures consacrées aux femmes, les masseurs sont remplacés par des négresses. Depuis six heures jusqu'au lendemain, les hommes seuls ont accès dans les bains maures. Chaque sexe y va à ses heures, et toute promiscuité en est parfaitement bannie.

Les autres parties de l'établissement se composent d'une longue galerie où les baigneurs musulmans déposent leurs babouches, le haïk et le bernouss ; à droite et à gauche sont étendus de longs et moelleux tapis de Kalaa ou du Djebel-Amour, sur lesquels dorment ou reposent les baigneurs sortis de l'étuve.

Près de la porte d'entrée, se tient accroupi un grave musulman, près d'un coffre confié à sa garde. Tout individu qui va au bain maure doit lui remettre son argent, son portefeuille et ses bijoux, qu'il place religieusement dans un coffre, et qu'il rend au moment de la sortie, sans prononcer une parole et sans qu'il soit besoin de compter. Il n'existe pas d'exemple du moindre détournement.

Entre deux bouffées de son tchibouk, ce grave personnage fait signe à deux masseurs de s'emparer du nouveau venu. Les deux hommes auxquels vous êtes livré vous déshabillent et rangent soigneusement tous vos vêtements, puis ils vous entourent le torse d'un pagne, jettent sur votre tête une sorte de voile qui retombe sur les épaules, et, vous soutenant chacun par un bras pour éviter les glissements sur le pavé humide, ils vous introduisent dans le vaporarium.

On y entre par une double porte, le haïk seul couvre le corps ; les masseurs vous accompagnent jusqu'à la table de marbre située au milieu, et sur laquelle sont assis ou couchés des baigneurs, qui attendent que la transpiration soit assez prononcée pour se livrer à leurs masseurs.

Dès que les yeux accoutumés à ce milieu sombre

peuvent percer l'épais nuage formé par les vapeurs, ils peuvent se rassasier à l'aise du spectacle des opérations que l'on va subir soi-même.

Les chants monotones, les psalmodies répercutées par les voûtes, et tous ces groupes se tordant les uns à côté des autres; les coups secs et répétés tombant sur des membres nus et fléchis dans tous les sens, tout cela imprime à l'imagination quelque chose de pénible qui se dissipe rapidement et fait place à la préoccupation personnelle, dès que les masseurs approchent, et vous invitent à subir le même traitement.

Cette opération offre plusieurs temps qu'il est bon d'analyser et qui sont :

1° Le massage des parties antérieures et postérieures du corps ;

2° La friction énergique à l'aide d'un gant en poil de chameau ;

3° Les ablutions d'eau chaude et d'eau savonneuse, les parfums ;

4° La toilette, puis le repos et le thé.

La condition première pour subir l'action du massage consiste à s'abandonner entièrement aux hommes qui sont chargés de l'administrer. Assis à terre, et les jambes croisées sous la tête du patient pour lui constituer un oreiller, les masseurs s'emparent chacun d'un bras. Ils commencent, avec la paume de la main, à opérer des pressions lentes et graduées sur les muscles de l'avant-bras, et, après chaque pression, ils frappent un coup sec avec la main. Ils fléchissent les mains du patient dans tous les sens, en commençant par les doigts et les phalanges, qu'ils font craquer, sans éveiller aucune sensation de douleur. Ils fléchissent rapidement et à plusieurs reprises l'avant-bras sur le bras. La région du biceps et celle des muscles de l'épaule subissent les mêmes pressions, qui sont continuées sur les muscles de la région pectorale ; les bras sont fortement ramenés et croisés sur la poitrine, puis au-dessus de la tête; enfin, chacun des masseurs, appuyant la plante de son pied sous l'aisselle du patient, tire doucement, et fait tourner le bras autour de la région axillaire.

Des membres supérieurs ils passent aux membres inférieurs, et, saisissant chacun un pied, ils lui impriment à droite et à gauche des mouvements de rotation lents et gradués; puis, remontant vers la région inguinale, ils augmentent la pression de la paume des mains, en raison de la résistance offerte par l'épaisseur des plans musculaires. Vers la partie supérieure, leurs efforts sont vraiment considérables, et on peut en juger aux cris sourds qu'ils font entendre, et aussi à la vigueur progressive avec laquelle ils appliquent les coups du plat de la main.

Les membres supérieurs et inférieurs ainsi massés, l'un des opérateurs monte avec ses pieds sur la région pectorale, en appuyant ses mains à droite et à gauche sur le sol ou sur les épaules du patient, suivant sa force de résistance. Ce n'est pas avec les mains qu'il masse, c'est avec la plante des pieds ; il se laisse glisser très-lentement du sternum jusqu'à terre, où ses pieds tombent avec un bruit léger de clapotement, puis il remonte, ou saute avec une légèreté extraordinaire sur la même place, et le même jeu recommence trois ou quatre fois, avec cette nuance que, chaque fois, il descend un peu plus vers la région abdominale. La dernière fois, ses pieds sont placés sur la région diaphragmatique; il est là penché comme un gnome, sa pression produit l'effet du cauchemar. Chaque fois, la poitrine, d'abord pressée, se dilate avec force, et la respiration subit des modifications notables, qui sont accusées par un remarquable bien-être.

La partie antérieure ainsi massée, sans que rien ait été oublié, ni les muscles abdominaux, ni ceux de la région du cou, ni ceux de la face tout entière, parcourue par la main du masseur d'avant en arrière et latéralement inclinée avec force sur la poitrine, ou projetée en arrière avec des degrés de vigueur qui ne vont jamais jusqu'à la violence, le patient se couche à plat ventre, et l'opération commence sur la région postérieure.

Les muscles du cou sont pressés fortement et de haut en bas; la tête est fortement inclinée soit en arrière, soit en avant; des mouvements rapides de rotation lui sont imprimés de droite à gauche et de gauche à droite autour de la colonne vertébrale; enfin, elle est fortement inclinée sur chaque épaule et à plusieurs reprises, jusqu'à ce que l'oreille s'accole à l'extrémité supérieure du deltoïde.

De la tête les masseurs passent aux extrémités inférieures, toujours pressant sur les masses musculaires avec force, et laissant fléchir d'abord le pied d'avant en arrière, ensuite la jambe sur la cuisse, et en dernier lieu, en imprimant à tout le membre des mouvements de flexion propres à tendre fortement les ligaments et le système musculaire.

La région dorsale est massée, ainsi que l'a été la région pectorale, avec les pieds, d'abord longitudinalement et de haut en bas, de façon à presser fortement sur toute la masse dorso-lombaire et sacro-spinale. Le masseur saute plusieurs fois sur le dos du patient, et se laisse ensuite glisser à terre, en observant, chaque fois, la direction et l'inclinaison des plans musculaires.

Enfin, comme s'ils avaient la connaissance anatomique exacte de l'épaisseur des couches musculaires de la région lombo-sacrée et de la région fessière, ce n'est plus avec les mains ou avec les pieds qu'a lieu le massage, mais avec les genoux. Placés comme des gnomes sur la région lombaire, les masseurs appuient les mains sur le dos et pressent des genoux sur ces deux régions, puis, pour achever l'opération, ils croisent vivement les bras du patient derrière le dos, appliquent la poitrine sur les bras en croix, passent les leurs autour du corps du baigneur et l'enlacent avec force, en faisant décrire à la colonne vertébrale une courbe d'avant en arrière, qui a pour but de transmettre l'influence du massage aux muscles et aux ligaments situés profondément autour des parties articulaires.

Cette première partie de l'opération achevée, ils se détachent du patient, et le laissent reposer quelques instants.

La seconde partie de la gymnastique balnéaire c'est la friction. Les masseurs, armés d'un gant en poil de chameau, se posent à terre dans la première position, et absolument comme s'ils allaient recommencer le massage..... Les mains, les bras, la poitrine, le cou, la figure, le ventre, sont frictionnés avec soin, et avec une modération calculée. Les membres inférieurs sont aussi frictionnés, lentement d'abord et avec un certain degré de pression sur les parties très-charnues, puis plus vivement, des extrémités au tronc, dans le sens de la circulation veineuse.

Ce dernier point nous a frappé. Cette pratique est essentiellement physiologique, car c'est un mode d'appel de la circulation profonde à la circulation sous-cutanée. Ces différentes nuances dans la rapidité des mouvements de friction, suivant l'épaisseur de la peau, ou son degré de sensibilité, et suivant le cours de l'onde circulatoire, m'ont autant frappé que les mouvements de flexion imprimés aux articulations, et que les divers degrés de pression ou de percussion appliqués aux régions musculaires.

Après que la friction est faite, une deuxième a lieu. que l'on pourrait appeler la *décortication* ou l'*exfoliation;* il semble que le masseur détache l'épiderme de la peau, mais ce n'est qu'une illusion, et ce que l'on prend pour de l'épiderme, n'est qu'une couche plus ou moins épaisse de *crasse.*

Armés d'une sébille de bois ou de cuivre, les masseurs puisent de l'eau chaude dans les vasques placées contre les murailles, et ils en aspergent toutes les parties du corps qui ont été frictionnées, puis ils roulent sous le gant cette sorte de vernis qui recouvre l'épiderme et qui n'est que la sueur concrétée, et l'étalent aux yeux ébahis du patient.

La première friction était énergique et avait pour but d'exciter la circulation, celle-ci n'est qu'un jeu; inutile d'ajouter qu'en aucun temps de ces opérations le patient n'éprouve aucune douleur.

Immédiatement après les frictions, viennent l'ablution savonneuse et la toilette.

Armé d'une masse chanvreuse formée de filaments très-déliés d'aloès, le dellak asperge le patient de mousse de savon. Elle est produite à l'aide du savon noir ordinaire, ou à l'aide de savons parfumés, suivant la volonté du baigneur. Il vaut mieux, au point de vue de la santé, se contenter du savon noir qu'emploient les indigènes; on en est littéralement couvert de la tête aux pieds, et la main du masseur la répand en l'introduisant dans les oreilles et dans les anfractuosités que la masse chanvreuse n'aurait pu atteindre.

Après qu'elle a, pendant quelque temps, exercé son action sur la peau préalablement bien frictionnée, cette mousse savonneuse est enlevée à l'aide de nouvelles aspersions d'eau chaude ou tiède; une autre masse chanvreuse sert à essuyer toutes les parties du corps.

Une promenade de quelques secondes autour de la table de marbre, sur laquelle quelques baigneurs aguerris se couchent encore, pour produire une diaphorèse plus abondante, termine la scène.

Dire l'alanguissement, la légèreté, la souplesse de l'organisme après ces diverses manœuvres, n'est pas possible.

Après quelques instants passés autour de la table, le baigneur est enveloppé de haïks. — Ce sont de grandes bandes d'étoffe souple et fine, dont les dellaks couvrent successivement la tête, le cou, les épaules et le torse du patient, en le drapant à la façon des Orientaux; puis ils le soutiennent par les bras et le reconduisent dans les salles de repos, où des tapis moelleux ,et souvent un mince matelas l'attendent.

Il est enveloppé de légères couvertures de laine, semblables aux haïks fabriqués par les femmes indigènes. Sur son lit de repos, il reçoit des soins complémentaires très-importants.

Le café (*kahoua*), le *chorbet*, limonade ou thé aromatisés de verveine des Indes, lui sont offerts, selon sa convenance. Il n'est rien de plus délicieusement diaphorétique que le thé à la verveine des Arabes. Aux propriétés toniques, il joint la fraîcheur la plus agréable, et produit sur la muqueuse buccale, l'effet modéré de la menthe.

Les Dellaks étendent leur patient sur le matelas, mettent sous sa tête des coussins épais et moelleux, puis, par-dessus, les couvertures fines et multiples dont ils couvrent le corps; ils pressent doucement sur les articulations et sur tous les membres, et ne cessent que lorsqu'un sommeil irrésistible s'empare du baigneur.

Alors ils le quittent, et vont sur de nouveaux venus

recommencer leur dur et fatigant métier; il est rare, pourtant, que l'un d'eux ne se couche pas à ses pieds, et ne s'endorme comme lui.

Toutes ces opérations, le séjour dans l'étuve compris, n'exigent point de grands sacrifices, les indigènes donnent à peine un franc, les étrangers donnent un franc cinquante centimes, ou deux francs.

Les femmes indigènes, mauresques ou juives, passent de longues heures au bain. On ne leur fait pas subir le massage avec la même énergie et la même vigueur que les hommes, parce que les négresses sont beaucoup moins habiles que les Mozabites. En compensation, les soins de toilette prennent beaucoup de temps; elles s'épilent, à l'aide d'une pâte composée de différentes résines et appliquée chaude sur les parties que l'on veut dégarnir de poils; après l'avoir étendue, on l'enlève rapidement avec un couteau en bois, la peau reste, après cette opération, souple et nette.

Les négresses emploient des procédés assez primitifs pour teindre les cheveux; il en est pourtant qui obtiennent un beau noir persistant, à l'aide de la noix de galle et du hanna, et qui, reproduisent sur la chevelure des enfants ce magnifique roux florentin qui semble perdu depuis le moyen âge, et qu'on ne retrouve plus que dans les tableaux de cette époque.

On retombe en plein dans la tradition grecque et dans les coutumes des *unctores*, des *alipiles*, et on se croirait dans l'*œleothesium* antique.

Prodicus le Célymbrien est représenté par ses disciples les masseurs, et on retrouve dans les diverses manœuvres imposées à leur art, toutes celles que Celse énumère dans son chapitre 1er, liv. I, sur les avantages des bains.

Alger possède sept ou huit bains maures, moins bien entretenus que ceux que l'on trouve dans les villes de l'intérieur, et moins vastes.

On peut les utiliser pour la guérison des affections rhumatismales, et pour combattre un grand nombre de névralgies.

Les établissements thermaux de l'Europe, dont aucun ne possède des masseurs comparables aux dellaks algériens, sont fermés l'hiver. Combien de malheureux attendent dans leur lit que la saison soit prospère pour aller trouver aux eaux un soulagement que les officines des pharmaciens ne renferment point !

Le courant d'immigration hivernale est tout indiqué, et nous ne saurions trop insister sur l'importance des bains maures comme moyen d'attraction pour les malades qui ne savent où diriger leurs pas.

A côté de la douceur du climat, qui permet de subir le traitement balnéothérapique sans transition brusque, on trouve des sources minérales admirablement placées, et tout à fait similaires à celles qu'on rencontre en Europe. Elles n'attendent pour être utiles que des capitalistes intelligents pour les exploiter.

Voici ce qu'écrivait Millon à ce sujet :

« Ce qui manque aux eaux minérales de France, « pourtant si riches et si variées, ce que rien au monde « ne saurait leur donner, c'est un climat tempéré du- « rant les mois de l'hiver. Dès que l'été finit, on les

« déserte; la fraîcheur des nuits, l'abondance des « pluies en troublent les effets; septembre arrive, et la « saison est close.

« Le médecin lui-même prescrit aux malades de « partir; c'est en vain que la cure est heureusement « entamée ; le baigneur sent que le mal s'affaiblit gra- « duellement, que les forces et la santé lui reviennent; « il est à mi-chemin de la guérison ; deux ou trois mois « encore d'usage couronneraient l'œuvre des eaux, « mais comment faire jusqu'à l'été prochain? Il faut « partir, la décision est inexorable. Il faut reprendre « l'air, l'habitation et plus ou moins les habitudes, le « régime, les relations, les affaires, le travail, le plaisir « et toute l'existence qui est, en quelque sorte, le foyer « même où le mal a pris naissance. En un mot, on « abandonne le remède et l'on retourne à la maladie. « Une lacune aussi considérable dans la thérapeuti- « que des eaux n'a pas échappé à quelques observa- « teurs : Lallemand, un des médecins les plus sagaces « de notre époque, a contribué de tout son pouvoir à « fonder au Vernet un établissement thermal dans « lequel les malades continuaient l'usage des eaux du- « rant l'hiver.

« On a fait un essai pareil aux eaux d'Amélie-les- « Bains. Les résultats qu'on y obtient sont générale- « ment favorables, mais ils ne sont pas décisifs. La faute « en est au climat du Vernet et d'Amélie-les-Bains, « établissements situés, tous deux, dans le Roussillon, « à quelques lieues de Perpignan.

« C'est toujours un grand avantage, pour un valé-

« tudinaire, de remplacer un hiver du nord par un hi-
« ver du midi de la France; mais qu'il y a loin de là à
« certaines contrées méridionales, voisines de la mer
« et dans lesquelles règne, durant toute la période hi-
« vernale, une inaltérable douceur de température et
« d'atmosphère ! Là l'hiver n'existe pas ; c'est évidem-
« ment là qu'on doit réaliser l'idée bienfaisante et logi-
« que de continuer la cure des eaux minérales, sous
« un climat tempéré, entièrement exempt de neiges,
« de gelées et de frimas. Signaler ces contrées, c'est
« désigner l'Algérie, et plus particulièrement tout
« le littoral délicieux où elle développe plaines et co-
« teaux entre l'Atlas et la Méditerranée. Dans aucune
« direction, on ne saurait se transporter plus rapide-
« ment au sud pour échapper au régime de la saison.
« On laisse bien loin Nice, Hyères et jusqu'aux derniè-
« res côtes de l'Espagne et de l'Italie. La transformation
« du climat est complète, et, grâce à l'achèvement de
« nos grandes lignes ferrées, grâce à la vapeur, en trois
« jours, on se rend à Alger des points les plus extrêmes
« de la France.

« Sans doute, dès qu'on connaîtra mieux les avanta-
« ges de cette situation, dès que la médecine et l'hy-
« giène les auront proclamés, on aura l'ambition de
« n'en rien perdre ; on demandera à l'Algérie de four-
« nir des eaux thermales, similaires aux principales de
« France ; on y poursuivra sans interruption la guéri-
« son qu'un ciel humide et glacial venait paralyser.

« Les Romains ont entrevu cette idée : ils avaient
« des piscines couvertes et remplies d'eau tiède pour

« l'hiver et l'on fréquentait les thermes à Rome, en « toute saison. Mais chez eux l'hydrologie balnéaire « était poussée à un degré de perfectionnement dont « nous sommes encore bien éloignés. Il serait curieux « de rechercher si leurs établissements d'Afrique « n'avaient pas aussi une affectation spéciale et à « quelle époque ils en faisaient plus particulièrement « usage.

« L'Algérie, nous nous croyons fondé à le prédire, sera « en mesure de satisfaire aux vœux des malades les plus « exigeants que l'Europe lui aura légués, la richesse « et la variété de ses eaux minérales ne laissent rien à « désirer. Ici des eaux alcalines, là des eaux salines « froides ou thermales, ailleurs des eaux gazeuses, « ferrugineuses, sulfureuses. Cherchez un peu dans « ces gorges délicieuses de l'Atlas, vous y trouverez les « succursales de Baréges, de Bagnères, de Vichy, de « Plombières, de Spa, de Sedlitz, de Pullna; débar- « quez à Alger, passez la Mitidja, et vous y êtes.

« Il ne faudrait pas beaucoup d'imagination pour « trouver autour de ses sources, sur des ruines romai- « nes, à côté de la tente de l'Arabe et de l'Israélite aux « costumes bibliques, un joli groupe de maisons pari- « siennes, dans le style d'Auteuil et de Neuilly. On en- « cadrerait le tout de la végétation magique des Hes- « pérides et de roches dignes du vieil Atlas. »

. . . .

Millon avait l'intuition de l'avenir de l'Algérie, il avait l'habitude des conversations scientifiques, et souvent, en plongeant son regard profond dans l'horizon méditerranéen, il laissait échapper des pensées larges et prophétiques :

« Le monde d'où nous venons, disait-il en parlant « de l'Europe, a besoin de la terre d'Afrique, c'est à « la fois un exutoire et un complément; les races « du Nord s'éteindront et s'amoindriront si elles ne « régénèrent les éléments constitutifs de leur sang « sous l'influence du soleil d'Afrique. Si les savants « et les médecins instruisaient les populations des « bienfaits que le changement de résidence pro- « cure à la constitution des hommes, ce n'est pas en « simples curieux que les voyageurs franchiraient la « Méditerranée, mais en personnes intéressées! »

Ce qu'il me disait là est profondément vrai, et de semblables vues économiques et sociales ne pouvaient naître que dans une de ces belles intelligences que rien ne peut obscurcir. Pendant vingt ans, Millon a cherché à vivre en France; il n'a pas pu en supporter les hivers. — « Je suis une plante de serre chaude, répétait-il en souriant, et un adorateur du soleil! »

Que dire après Millon, sur une aussi délicate question? Il ne nous restait d'autre tâche que de résumer les avantages de la méthode. Nous en avons recueilli tous les éléments, et nous espérons que ce chapitre consacré à une analyse que personne n'a tentée au point de vue médical, ne sera point inutile aux malades, et servira aux médecins comme guide dans le choix qu'ils ordonnent d'une station hivernale.

Le froid agit sur l'homme comme sur les plantes, il arrête le développement et produit des déviations dans la nutrition. Or, de l'arrêt du développement, ou d'une tendance à des engorgements glandulaires, à la maladie, il n'y a qu'un pas.

C'est surtout lorsqu'on a vécu alternativement sous les diverses latitudes du globe, qu'on voit combien, pour un grand nombre de constitutions, est avantageux le déplacement. Les Arabes ont conservé intactes des coutumes qui avaient acquis la consécration des médecins de l'antiquité. Au point de vue des principes, ils sont supérieurs aux Européens, dans l'application ils sont descendus à un degré de simplification qui fait peine à constater.

Nous espérons bien que l'époque de la renaissance va reparaître pour les côtes d'Afrique, et que les idées contenues dans les manœuvres balnéothérapiques seront comme le feu qui couve sous la cendre, et serviront à rallumer l'esprit de recherche et de découvertes scientifiques qui placèrent si haut les écoles d'Alexandrie et de Rhodes.

VIII

LE CLIMAT DE L'ALGÉRIE.

On doit, pour être réellement utile dans une publication comme celle que nous offrons au lecteur, envisager le climat de l'Algérie à deux points de vue et, si on peut le dire, sous deux aspects.

Il n'existe pas, à proprement parler, de controverse sur ce climat, il n'existe que des incertitudes et des malentendus.

Nous consacrons donc ce chapitre à la coordination des données scientifiques acquises depuis quarante ans, et à une comparaison entre le climat de la partie méridionale de l'Europe et celui du nord de l'Afrique.

Nous aurons à rendre un juste tribut d'hommages au livre si bien pensé et si bien écrit du docteur Ed. Carrière sur *le Climat de l'Italie*.

Cette question de climatologie comparée est lourde comme le monde, et il n'appartient qu'à des générations d'accomplir une œuvre que la vie d'un homme, consacrée tout entière à des recherches et à des statistiques, serait insuffisante à mener à bonne fin.

Ne perdons pas de vue que l'étude du climat de l'Algérie n'est qu'un jalon ajouté à tant de jalons, ayant pour but de tracer la route qui guide les populations du nord à la conquête de contrées où elles trouvent la libre expansion de leurs facultés productives, et qu'elles puissent aborder et coloniser sans crainte.

Quand on lit l'ouvrage d'Ed. Carrière sur *le Climat de l'Italie*, on se sent pris de découragement, parce que l'auteur lui-même reconnaît qu'il s'est trouvé en présence de documents très-incomplets. Que dire de l'Algérie, quand on songe que nous en observons la climatologie depuis moins d'un demi-siècle, et que moitié de ce temps a été consacrée à des luttes incessantes!

Les malades auxquels on recommande les stations italiennes et les îles de la Méditerranée, se divisent en deux catégories : ceux qui y trouvent un bien-être réel, et ceux qui sont condamnés à y mourir, ne trouvant pas dans les conditions climatériques les secours que réclame leur état désespéré. Il faut donc examiner si l'Algérie ne réunirait pas des conditions plus favorables pour cette classe si malheureuse, si déshéritée et pourtant si nombreuse!

L'Algérie est très-pauvre en travaux spéciaux sur la question de climatologie. Aussi, doit-on être très-reconnaissant envers les médecins qui ont eu le courage d'embrasser une tâche aussi ardue, dans le but de relever l'immigrant de ses défaillances.

Si faibles que paraissent les efforts tentés, ils n'en ont pas moins eu pour résultat, et c'en est un grand, de vaincre des préjugés, de lutter contre des idées préconçues, d'encourager à des recherches plus approfondies.

L'Algérie a été condamnée à ce découragement anticipé qui fait crouler les plus beaux rêves, qui anéantit les plus sérieuses conceptions... au doute !

Elle a été l'objet de jugements si cruels et si étranges, qu'on ne saurait trop les relever, pour démontrer sur quoi reposent les opinions et quelle est la responsabilité des hommes qui se prononcent avec tant de légèreté sur un pays à peine entrevu par eux.

Le géneral Bernard disait : « *L'Algérie est un rocher nu sur lequel il faut tout apporter, excepté l'air et l'eau.* »

Le docteur Boudin, qui a pourtant creusé, avec un esprit scientifique profond, bien des problèmes pathologiques, disait d'elle : « *Cette terre promise ne produit pas même le blé nécessaire à l'alimentation de la population européenne* (1846) ».

Ajoutons à cette ironie, démentie par les exportations annuelles, l'expression de M. Émile de Girardin : « *L'Algérie est le boulet de la France* », et nous aurons donné, en quelques lignes, les formules peu bienveillantes qui ont impressionné l'opinion publique en Europe, sur la valeur politique, climatologique et économique de l'Algérie.

A de pareils jugements, on n'a qu'à opposer des chiffres, l'énumération des progrès accomplis, des statistiques sévères, pour ramener à de saines appréciations les esprits égarés et abattus et pour faire retomber sur leurs auteurs le blâme le plus mérité.

Nous regrettons vivement que le rapport publié, en 1860, par le docteur Pietra Santa, à la suite d'une mission qui lui avait été confiée par M. de Chasseloup-

Laubat, ministre de l'Algérie et des Colonies (*Du climat d'Alger dans les affections chroniques de la poitrine*) n'ait pas été publié sous un format populaire; — il aurait servi à faire tomber le discrédit qui pesait sur la colonie. C'est un travail très-consciencieux, et un résumé fort bien présenté, des travaux sérieux publiés depuis la conquête jusqu'en 1860.

Il est surtout très-regrettable que l'élan imprimé à l'observation scientifique par cette excellente publication soit resté stérile, et que le gouvernement général de l'Algérie n'ait pas encouragé les médecins et les savants dans la solution de problèmes aussi intéressants que ceux que soulevait le programme dont le Dr Pietra Santa s'était fait le fidèle interprète.

Les conclusions générales posées par le Dr Pietra Santa étaient, en 1860, de tous points favorables à l'Algérie; à une époque où la lutte était à peine éteinte, où la vie coloniale commençait pour l'immigrant, où la terre assouplie par la main du défricheur ne donnait encore que des espérances incertaines; à une époque, où la race des croisements n'avait pas encore manifesté ses dispositions organiques, où l'enfance subissait le poids des misères paternelles et les vicissitudes d'un élevage incomplet. Qu'auraient été ces conclusions dix ans après, lorsque la population européenne donne des preuves de sa vitalité, et de son aptitude à prospérer sur le sol algérien!

Le climat d'une contrée change avec une très-grande rapidité, selon l'état de la culture et suivant les modifications que l'homme imprime à tout ce qui l'entoure, par son travail et par son intelligence.

Le livre de M. Ed. Carrière est une longue homélie sur le triste état dans lequel sont tombées les plus belles provinces de l'Italie, dès que l'homme a cessé de réagir contre les désordres de la nature; dès qu'il a cessé de régulariser le cours des torrents et des rivières; dès qu'il a, selon l'expression très-pittoresque de M. de Prony, « *laissé ronger la chair des coteaux par les orages* ».

Le climat d'une contrée n'offre rien d'absolu, et il se peut, qu'à quelques années de distance, les observations présentent des différences très-notables, alors même qu'elles sont prises dans le même lieu. Ainsi, pour n'en citer qu'un exemple, on écrivait sérieusement en 1844 que Boufarik était le *tombeau de la civilisation*, et aujourd'hui, Boufarik est citée comme la plus délicieuse petite ville de la Mitidja, véritable oasis conquise sur des terres marécageuses. La richesse et la salubrité ne lui sont venues, que lorsque les habitants ont eu planté deux cent mille pieds d'arbres! C'est là un résultat consigné dans l'ouvrage si intéressant de MM. Foley et Martin.

Nous avons plaidé la cause de la médecine de colonisation, qui, bien organisée, aurait fourni des éléments précieux pour la statistique la plus intéressante que la colonie pût offrir au monde scientifique, ce seul juge en dernier ressort des déterminations que prennent les populations qui veulent émigrer.

Ce qu'ont fait les habitants de Boufarik dans l'un des endroits les plus malsains de la plaine de la Mitidja, peut être fait partout, grâce à l'introduction dans la colonie, par M. Ramel, des arbres verts de l'Australie. La propagation de l'*eucalyptus* et du *casuarina* a pris des proportions considérables, grâce à des agriculteurs distingués, qui ont compris tout le parti qu'on pouvait en tirer.

MM. Trottier, Cordier, Brossette-Gaillard et tant d'autres dont le nom mériterait d'être cité, ont transformé de belles propriétés dans la Mitidja. M. Villenave en a planté des milliers sur les coteaux de l'Oued-Djer, et il n'est pas une maison de campagne qui ne possède son bosquet d'eucalyptus.

La rapidité de sa croissance, les propriétés particulières de son essence, en ont fait l'arbre de prédilection de tous les cultivateurs.

Cinquante sujets plantés dans les avenues de l'hôpital civil d'Alger au mois de mars 1869, ayant quinze centimètres d'élévation, ont atteint, en trois ans, dix mètres de hauteur et vingt-cinq centimètres de diamètre, à un mètre du sol. Les pavillons qu'ils protégent de leur ombrage étaient inhabitables pendant l'été, et les malades ne pouvaient fréquenter les cours, sans y être exposés à des insolations. Aujourd'hui, les conditions hygiéniques sont complétement changées.

La présence des eucalyptus autour des fermes non-seulement en tempère le climat, en opposant une barrière aux vents chauds et rapides, mais elle en modifie l'atmosphère d'une manière remarquable.

M. Saulière avait une grande usine auprès de la Maison-Carrée; tout à côté des constructions, se trouvait un marécage de plusieurs hectares; il fit planter méthodiquement ce marécage en eucalyptus; aujourd'hui, après cinq ans, on cherche en vain la place des marais, il n'y a plus qu'un fort beau parc... et les ouvriers qui étaient frappés d'une mortalité exceptionnelle se trouvent à merveille, et n'émigrent plus vers la ville ou vers les hôpitaux.

Le même industriel possédait une ferme de plusieurs centaines d'hectares, de l'autre côté de l'Arrach, toute parsemée de marécages inhabitables; il fit planter dix mille eucalyptus, qui ont parfaitement réussi, et le fermier n'a pas vu, depuis quatre ans que cette plantation est faite, un seul domestique aller à l'hôpital.

L'eucalyptus et le casuarina sont des arbres verts et résineux dont on s'est beaucoup occupé en Espagne, en Corse et dans le midi de la France. L'Algérie est le pays de prédilection de l'eucalyptus parce qu'il meurt lorsque le froid descend au-dessous de zéro. Les médecins espagnols et italiens, qui ont envoyé à l'Académie des sciences de Paris des observations sur les propriétés de cette essence forestière précieuse, en ont peut-être exagéré les vertus curatives, mais ce qu'on ne peut exagérer, ce sont ses vertus prophylactiques.

Il est bien certain, qu'en absorbant le gaz hydrogène carboné qui se dégage du sol, qu'en l'assimilant à son profit, qu'en répandant des torrents d'oxygène autour des fermes, l'eucalyptus désinfecte l'atmosphère de ces fermes.

Il est certain aussi qu'il aspire par ses racines une quantité prodigieuse d'eau, qu'il répand ensuite en vapeurs dans l'atmosphère ; qu'il arrête les vents et les brises dans leur course. Or, les vents en Algérie ont un effet physiologique très-funeste sur la santé de l'homme et des animaux, lorsqu'ils dépassent la vitesse ordinaire de la brise.

Si l'on ajoute, à ces précieuses prérogatives, celle de protéger le sol contre les ardeurs du soleil et d'empêcher une évaporation trop rapide, on aura réuni les arguments principaux qui font un devoir aux colons, à l'administration et aux grands concessionnaires, de planter des quantités aussi considérables qu'ils le pourront de cette précieuse essence.

Il est probable, que les produits chimiques qu'on peut extraire des feuilles, de l'écorce et même du bois de l'eucalyptus, feront la fortune de ceux qui plantent aujourd'hui ; mais le bénéfice le plus clair, le plus rapidement obtenu, nous dirons le plus actuel, c'est de rendre la terre habitable, de la doter de la confiance qui entraîne, et de vaincre les esprits qui hésitent.

On peut en cinq ans, avec un gramme de graine, qui coûte 35 centimes et qui ne donne pas moins de 650 à 700 sujets, obtenir dans les terres de la Mitidja des résultats fabuleux.

Les sujets qui sont plantés isolément ne viennent qu'avec peine, et il en est ainsi de presque tous les arbres, mais lorsqu'on les plante en massifs, ou bien dès qu'il y en a dans une contrée un certain nombre qui ont atteint six mètres d'élévation, ceux qui appartiennent à la seconde génération poussent avec une grande facilité.

Nous devons émettre le vœu, que les municipalités fassent installer dans l'école primaire de chaque village un modeste observatoire, avec un registre pour consigner les modifications météorologiques. Il ne faut pas plus de deux cents francs d'instruments pour obtenir des résultats utiles et pour constituer, en très-peu d'années, une étude climatologique des plus importantes.

Les statistiques scientifiques ne sont représentées par aucun document.

Depuis quarante ans les morts se succèdent et s'accumulent, les épidémies frappent et déciment les populations, sans que des tableaux annuels viennent résumer ces mouvements de l'humanité qui sont cependant pleins d'enseignements, et d'où s'exhalent, pour ainsi dire, les arguments favorables ou défavorables à la colonisation.

C'est la nuit, c'est l'ignorance, c'est la marche au milieu des flots sans pilote et sans boussole, et au bout de cette indifférence, c'est la ruine et l'abandon.

Si vous lisez les livres qui ont été faits sur les climats de la Méditerranée, je ne dis pas seulement celui d'Ed. Carrière sur l'Italie, mais encore ceux qui ont été faits sur la Grèce, cette grande et éternelle patrie du beau, vous verrez que les observateurs signalent à chaque page la différence profonde qui existe entre le climat dans la période moderne et celui qui existait dans l'antiquité.

Mais ils vous racontent aussi la décrépitude et la

décadence des races humaines, et vous font frissonner la fièvre et la mal'aria qui les poursuit, à travers ces contrées désolées.

On modifie un climat, on crée autour d'une ville, d'un village, d'une ferme, des conditions climatériques différentes de celles qui existaient hier ; on détruit les influences délétères ; on rétablit la salubrité, là où elle avait disparu.

Les travaux de Léon X et de Sixte V, à la fin du XVIe siècle, ceux qui furent entrepris par le pape Pie VI sur les marais Pontins, démontrent, aussi bien que les admirables efforts tentés par le grand-duc de Toscane, Léopold II, que la terre appartient à l'homme, et que la plus belle de ses prérogatives consiste à dompter à son profit les éléments qui l'entourent, à les faire servir à sa conservation et à sa prospérité.

Les progrès réalisés dans les sciences physiques permettent d'arriver promptement à la formule d'un climat.

Si, depuis Hippocrate jusqu'à la Renaissance, on s'est occupé de l'AIR, des EAUX et des LIEUX au point de vue des influences morbides, il faut bien reconnaître, que c'était sans base sérieuse d'argumentation ; car, ni l'air, ni l'eau, ni la terre n'étaient connus dans leur composition et dans leurs qualités physiques. C'est ce qui avait permis à Celse et à ses disciples, de conseiller aux malades atteints de phthisie l'air plus épais d'Alexandrie, alors qu'il est constaté que l'air est d'autant plus léger, qu'on s'approche davantage des contrées directement échauffées par le soleil.

Les ouvrages fourmillaient donc d'hérésies, avant que Pascal eût démontré sur le Puy-de-Dôme, en 1648, la pesanteur de l'air déjà constatée par Toricelli, et, avant lui, soupçonnée par Galilée.

Que pouvait-on conjecturer sur l'influence de l'air sur l'organisation animale, avant les admirables découvertes de Lavoisier, et sur sa composition, et sur les phénomènes qu'il exerce dans l'acte de la respiration!

Il en est de même pour l'eau, qui n'avait point été décomposée, et dont on n'avait constaté que la puissance mécanique, sans la mesurer exactement.

La chimie, qui a tant éclairé la question de composition des éléments, a dessillé les yeux des générations modernes et mis sous la main des timides observateurs, des moyens d'investigation et d'analyse, qui permettent de fixer en peu de temps l'opinion, sûr les contrées parcourues et sur les phénomènes qui s'y produisent.

Il n'y a donc rien d'étonnant à ce que l'Algérie, et, disons-le, toutes les contrées qui sont situées sur la côte d'Afrique, soient aussi peu connues et ne puissent, par conséquent, être bien appréciées.

Mais, ce qu'il est à coup sûr très-intéressant de constater, c'est que les observations faites par les savants qui se sont occupés de l'Algérie, tendent toutes à détruire les préjugés et les fausses appréciations répandues sur cette admirable contrée.

« Quelques progrès qu'ait faits la science depuis « Hippocrate, dit Ed. Carrière, il faut toujours com- « mencer par cette inévitable trilogie : l'air, les eaux,

« les lieux ; seulement, elle a perdu de sa simplicité « originaire. Chacun de ses éléments forme aujourd'hui « un faisceau de données nombreuses qui exigent, « suivant leur valeur relative, leur part de développe- « ment. Ainsi les LIEUX comprennent la forme du ter- « ritoire, son orientation, sa composition géologique, « les transformations chimiques qu'il peut offrir, les « caractères généraux de la végétation, ces indices des « qualités de la terre et de l'influence du ciel. Les EAUX « qu'il faut étudier dans leur nature et dans leur dis- « tribution autour des continents et sur le sol lui- « même, doivent être appréciées aussi sous cette forme « météorique qui les condense, après les avoir réduites « à l'état de vapeur, et joue un rôle si actif dans les « conditions du climat et dans les changements diur- « nes qu'il éprouve. L'AIR renferme toute l'histoire, « du reste imparfaitement connue, des mouvements de « l'atmosphère et des réactions qui s'opèrent dans les « profondeurs de ce fluide, avec le concours de l'élec- « tricité, du calorique, des matières gazeuses et des « données inappréciées encore, qui nagent invisibles « au milieu de cet océan lumineux.

« En ajoutant à tous ces ordres de causes, l'homme « ou la race qui en est modifiée et porte la trace plus « ou moins profonde de leur puissance, mais qui les « modifie à son tour, les conditions principales du pro- « blème seront groupées dans la mutualité et dans l'en- « semble de leurs rapports. »

Ce programme, autour duquel se groupent tous les efforts tentés depuis quarante ans, pour éclairer la climatologie de l'Algérie, est celui du monde entier, c'est l'œuvre de l'humanité tout entière, car il n'y a de propagation des races sur la surface du globe, qu'à la condition de connaître d'avance les conditions dans lesquelles l'homme se trouvera placé.

C'est dans des études bien approfondies, que l'on peut puiser la confiance qui se communique et qui détruit l'hésitation dans les esprits.

Toutes les contrées du globe sont soumises à des lois générales météoriques, c'est-à-dire des phénomènes qui ne varient guère dans leur durée ou dans leur intensité. Mais elles sont aussi soumises à des phénomènes locaux qui présentent des variations très-remarquables, et qui constituent, par leur reproduction constante, le climat propre à la localité dans laquelle on les observe.

D'après les relations de la Terre et du Soleil, c'est-à-dire d'après les mouvements de notre globe autour de lui-même et autour du Soleil ; d'après les lois d'absorption du calorique fourni par le Soleil aux différentes parties de la Terre, on a divisé celle-ci en trois zones : une zone tropicale, une zone tempérée et une zone glaciale ou polaire.

Les physiciens, consultant les lignes isothermes qui ont été tracées depuis cinquante ans sur le globe par Humboldt et ses disciples, ont distingué sept climats ou sept zones, où la température est sensiblement la même, en partant de l'équateur et en allant vers les pôles.

Ce sont :

1° Climat brûlant	de 27°,5'	à 25°
2° Climat chaud	de 25°	à 20°
3° Climat doux	de 20°	à 15°
4° Climat tempéré	de 15°	à 10°
5° Climat froid	de 10°	à 5°
6° Climat très-froid	de 5°	à 0°
7° Climat glacé	au dessous	de 0°

D'après les tableaux des moyennes données par M. Mitchell (1857, in-8°), et d'après le relevé fait à Alger par le Dr Kolb, la moyenne annuelle aurait été

1837 à 1841, + 21°,95
1842 à 1847, + 20°,65
1852 à 1854, + 19°,28

Enfin d'après les relevés de la Société d'agriculture d'Alger, la moyenne annuelle de 1854 à 1859 aurait été de + 19°,16.

On peut donc dire que le climat de l'Algérie correspond à la limite maxima du climat doux des hygiénistes.

On trouve une grande similitude entre le climat de l'Algérie et celui de la partie de l'Australie où sont situés Perth et Sydney. Il est une observation importante à signaler, c'est que les lignes isothermiques tracées entre le 20e et le 40e degré de latitude sont, dans les deux hémisphères, moins tourmentées que les lignes isothermiques tracées entre le 40e et le 60e degré de latitude.

Afin de ne point fatiguer le lecteur de discussions scientifiques qui n'ont rien à faire dans notre sujet, nous lui rappellerons que la loi de physique qui règle les températures est la suivante :

Par chaque tranche de 160 mètres d'élévation au-dessus du niveau de la mer, pour les pays tempérés ; de 187 mètres pour la zone torride, on observe 1 *degré* centigrade d'abaissement dans la température.

Ainsi, celui qui observe à l'arsenal d'artillerie d'Alger, qui est à 20 mètres au-dessus du niveau de la mer, peut prétendre qu'il observe le maximum de température qu'il fait à Alger.

Celui qui par contre observerait à la Bouzaréa, qui est à 450 mètres au-dessus du niveau de la mer, aurait à tenir compte de l'altitude ; ainsi, tandis qu'un thermomètre placé à l'ombre marquerait 19° à l'arsenal d'artillerie, il n'en marquerait que 16°,5 environ à la Bouzaréa. Nous citons à dessein ces deux points très-rapprochés où règnent des températures différentes, et par conséquent des climats différents.

La vie organique et la vie végétale ne s'y manifestent pas de la même façon, et l'impressionnabilité du corps humain varie entre ces altitudes, d'une manière très-remarquable.

A tout prendre, il vaut mieux que le lecteur ait à juger les observations, si imparfaites qu'elles soient, qui ont été recueillies à Alger par M. Payralade à l'arsenal d'artillerie, avec une conscience parfaite, sauf à les corriger par un calcul très-simple basé sur les données que nous indiquons plus haut. Nous n'oublierons pas que c'est du *climat de l'Algérie* que nous nous occupons, et nous accepterons comme bien venues toutes les observations qui tendront à prouver que nous sommes resté dans les conditions les plus désavantageuses.

Les observations météorologiques faites dans les villes sont, en effet, les plus mauvaises qu'on puisse faire, et les instruments y sont sujets à des causes d'erreur trop nombreuses, pour qu'on n'en tienne pas compte dans une formule générale.

Si, donc, la température de 19° est admise comme moyenne générale annuelle pour la ville d'Alger, il est raisonnable de penser qu'elle n'est que de 16 à 17° pour les campagnes environnantes, c'est là le minimum du climat doux.

L'Algérie est le pays du soleil, et il n'est pas sans intérêt scientifique d'étudier comment se comporte ce foyer de toutes réactions chimiques sur cette contrée.

En admettant avec Pouillet, Herschell et de Saussure, que l'échauffement de la surface de la terre a lieu, suivant l'obliquité de la chute des rayons solaires sur les différentes parties de notre planète pendant son double mouvement de rotation, et, en outre, suivant la pureté plus ou moins grande de l'atmosphère, on arrive à cette conclusion : que l'échauffement est plus grand sous l'équateur, et va en diminuant de l'équateur aux pôles.

« La chaleur solaire qui, directement, échauffe peu « les couches atmosphériques, mais qui, dardant à « plomb sur le sol des régions tropicales, élève plus for- « tement qu'aux autres latitudes sa température, est « la cause des courants aériens.

« Les couches d'air les plus basses en contact avec « le sol s'échauffent, se dilatent, et l'air raréfié dont « elles se composent monte pour se déverser au nord « et au sud vers les latitudes plus septentrionales, tan- « dis qu'elles sont remplacées par les masses d'air plus « froides que fournissent les régions tempérées et po- « laires.

« Deux fleuves aériens coulent ainsi incessamment « dans chaque hémisphère, de l'équateur vers chaque « pôle : l'un supérieur, se dirigeant vers le nord-est « dans l'hémisphère boréal, vers le sud-est dans l'hé- « misphère austral ; l'autre inférieur, ayant une di- « rection précisément contraire, par conséquent souf- « flant du nord-est ou du sud-est. » (Amédée Guilmin.)

« Ainsi, dit Tyndall (*la Chaleur*), naissent les grands « vents de notre atmosphère, matériellement modifiés « toutefois par la distribution irrégulière des terres « et des eaux. Des vents de moindre importance nais- « sent aussi de l'action locale de la chaleur, du froid « et de l'évaporation. Il est des vents produits par « l'échauffement de l'air dans les vallées des Alpes « qui, quelquefois, s'élancent avec une violence sou- « daine et destructive à travers les gorges des monta- « gnes. Il est des bouffées agréables d'air descendant « produites par la présence des glaciers sur les hau- « teurs. Il est des brises de terre et des brises de mer, « dues aux variations de température du sol du rivage « pendant le jour et la nuit. Le soleil du matin, « échauffant la terre, détermine un déplacement ver- « tical d'air, que l'air plus froid de la mer vient com-

« penser en soufflant vers la terre. Le soir, la terre est « plus refroidie par le rayonnement que les eaux de la « mer et les conditions sont interverties : c'est l'air « plus froid et plus lourd des côtes qui souffle alors « vers la terre. »

On dirait que cette page a été écrite en présence des phénomènes qui se produisent sur le littoral algérien, et que Tyndall avait pour but d'instruire les voyageurs sur ce qu'ils y éprouveraient, et pendant les heures brûlantes du jour, et pendant les calmes fraîcheurs de la nuit.

Il faut s'entendre sur ce qu'on a dit des deux ordres de courants déterminés par la distribution de l'air des tropiques également échauffé et répandu dans les deux hémisphères.

Le courant supérieur est régulier, constant, et la courbe qu'il décrit peut être tracée dans les hautes régions de l'atmosphère, sans déviation et sans obstacle.

Le courant intérieur subit des modifications rapides par suite de la présence des montagnes, des profondes vallées, ou du passage au-dessus de masses d'eau en évaporation.

Il est impossible de ne point admettre un troisième ordre de courants, et si les lois générales de météorologie sont régies par les deux premiers, c'est à ce troisième ordre que sont dues les modifications météoriques qui règlent les climats des diverses contrées du globe.

Cet ordre est généralement indiqué dans tous les

ouvrages qui s'occupent de la climatologie d'une contrée.

Pour n'en citer qu'un exemple pris en Algérie, il suffit de démontrer que les chotts ou lacs salés, qui pendant l'hiver sont remplis d'eau, se dessèchent en été et se conduisent absolument comme les sables du Sahara sous l'influence calorifique du soleil, et cette influence se fait sentir sur toute la contrée qui entoure ces immenses réservoirs.

Aussi, faut-il tenir essentiellement compte de la topographie, de la géologie et des conditions agricoles d'une contrée, quand on veut déterminer son climat.

Donc, comme nous l'avons dit au début de ce chapitre, il n'y a rien d'absolu dans un climat, il peut être modifié à très-courte distance, et, si on consulte les observations recueillies à Alger, on voit que la moyenne annuelle baisse chaque année de quelques millièmes, et que cette moyenne qui était de 21°,95 en 1841, de 20°,65 en 1847, est descendue à 18°,74 en 1859, et ira toujours en décroissant, jusqu'à rapprocher le climat doux d'Alger du climat tempéré proprement dit.

La topographie de l'Algérie explique pourquoi la ligne isothermique ne subit pas de très-grandes dépressions. La géologie pourrait expliquer pourquoi les eaux paraissent si peu abondantes, et fournir d'utiles enseignements sur les actions chimiques qui, sous l'influence de l'action solaire, s'opèrent sur la croûte du globe.

Les conditions agricoles rendent compte des questions plus spéciales qui concernent la salubrité.

Il est certain que la moyenne annuelle subira, en Algérie, des modifications plus importantes à mesure que s'opéreront les défrichements, et que les forêts qui agissent sur la constitution de l'atmosphère remplaceront les broussailles parasites que l'incurie des Arabes a laissé exister depuis des siècles.

Les arbres que nous appellerons civilisés distribuent par leur essence et par leur élévation au-dessus du sol une quantité d'oxygène plus considérable que les espèces rabougries et bâtardes qui n'ont aucune utilité dans l'industrie agricole.

Il est, en outre, démontré que les plantes marécageuses, inutiles et même nuisibles aux animaux domestiques, deviennent une source de gaz délétères qui répandent autour d'eux la fièvre et la maladie.

Les terres labourées sont plus profondément échauffées par les rayons du soleil, et elles absorbent une quantité plus considérable de chaleur. Les terres qui sont sèches et qui sont recouvertes d'une croûte solide, réfléchissent dans l'espace les rayons solaires; il suit de là que, pendant le jour, ces rayons réfléchis déterminent à quelques mètres du sol une chaleur excessive qui nuit aux habitants.

Pendant la nuit, le rayonnement se fait d'une manière plus lente et plus régulière, et on n'observe point, sur les terres labourées, ces écarts considérables qu'on observe sur les terres à croûte sèche.

Les beaux travaux de Becquerel sur la pénétration de la chaleur solaire dans le sol permettent d'ériger en loi : que plus un sol est travaillé, plus il offre de régularité dans l'absorption et la déperdition des quantités de chaleur acquise.

« On ne saurait douter, dit Élisée Reclus, dans son « son admirable livre *la Terre*, que les climats ne se « modifient incessamment d'une manière plus ou « moins sensible sur tous les points de la surface « terrestre, puisque les phénomènes physiques des- « quels dépend l'inégale répartition des températures « ne cessent de changer eux-mêmes. »

La lutte que les colons de l'Algérie soutiennent depuis quarante ans, et qui a pour but de modifier la constitution de la croûte terrestre, offre cela d'admirable, qu'elle est entreprise en vue d'une prospérité qu'ils entrevoient comme une terre promise, et qui ne profitera, en réalité, qu'à leurs descendants.

Si donc, on observe à Alger un abaissement graduel de la température, il ne faut pas oublier que cette ville se trouve placée entre la Méditerranée, qui est le grand égalisateur des climats, selon l'expression aussi juste que pittoresque d'Élisée Reclus, et la plaine de la Mitidja, foyer incandescent avant la conquête, alors que l'incurie des Arabes abandonnait au soleil ces immenses espaces, et leur donnait l'aspect désolant des steppes.

Le Sahel, aujourd'hui couvert de vignes, d'arbres fruitiers et de bosquets forestiers sagement aménagés, n'est qu'un écran que franchissent les courants occasionnés par l'échauffement diurne de la terre, mais il les tempère de plus en plus par sa végétation et par sa température même, qui est inférieure à celle des deux parties qu'il sépare.

La culture de la Mitidja régularisera chaque année celle de la ville d'Alger, et, en diminuant la calorification des courants terrestres, rendra plus efficace l'influence des courants marins.

« Pendant la journée, les contrées du littoral se ré- « chauffent beaucoup plus rapidement que la surface « de l'océan. Vers dix heures du matin, après une pé- « riode de calme plus ou moins longue, une rupture « d'équilibre s'opère entre les masses aériennes, et l'at- « mosphère plus fraîche reposant sur les eaux se porte « vers la terre pour y remplacer l'air dilaté qui s'élève « dans les régions supérieures. Peu à peu ce mouve- « ment de translation, qui, d'abord, se faisait sentir « seulement dans le voisinage de la côte, se commu- « nique à toutes les couches en avant et en arrière, et « bientôt la *brise*, ébranlant de proche en proche tout « l'océan des airs, occupe un assez large espace au- « dessus de la mer et du continent qu'il unit, comme « une plaque de fer unit les deux branches d'un ai- « mant. Durant la nuit, le sol perd par le rayonnement « une grande partie de la chaleur qu'il avait reçue, « tandis que la mer conserve à peu près la tempéra- « ture de la journée ; l'équilibre se rompt encore une « fois, mais c'est maintenant au profit de la mer ; la « brise est ramenée en arrière et souffle en sens in- « verse. C'est ainsi que, dans l'espace de vingt-quatre « heures, la brise oscille de la terre à la mer ; et de la « mer à la terre, par un mouvement de flux et de re- « flux analogue à celui des marées. » (Élisée Reclus, *la Terre*.)

Il n'est pas un voyageur qui n'ait éprouvé, même pendant les plus fortes chaleurs du jour, l'influence de ce double phénomène dans les oscillations de l'atmosphère et dans aucune contrée du littoral de la Méditerranée, cet échange des courants ne se fait sentir avec plus de régularité qu'en Algérie. La brise commence à se faire sentir vers dix heures, et les habitants du Tell, de Médéah, de Mascara, de Tiaret, de Sidi-bel-Abbès commencent à en sentir les effets, une demi-heure tout au plus après les villes du littoral.

Ce phénomène est d'une régularité d'autant plus grande, que l'Algérie appartient aux contrées qui ne voient tomber des pluies que pendant une période bien déterminée de l'hiver. Depuis la fin du mois de mai jusqu'aux premiers jours d'octobre, il ne pleut presque pas.

C'est la brise qui répare les forces perdues par la végétation, c'est elle qui rapporte du côté de la mer la vapeur nécessaire à l'entretien des plantes, et à la respiration des animaux.

C'est la brise qui tempère les ardeurs du soleil d'Afrique et qui communique à l'homme cette vigueur exceptionnelle que les anciens habitants du pays, les Gétules et les Numides, puisaient dans son action bienfaisante, et qui avait porté si loin leur réputation de tonicité.

Ce n'est point par la condensation des vapeurs ascendantes qui s'échappent du sol échauffé pendant le jour, que pourrait être entretenue la vie végétale si luxuriante de l'Algérie, et ce serait une contrée désolée et inhabitable, si elle était réduite à ses seules ressources hygrométriques. C'est à la Méditerranée que cette contrée privilégiée emprunte des torrents de vapeurs d'eau, que la brise charrie et répand sur toutes les contrées du versant méditerranéen.

Lorsqu'en été, et en plein midi, on est placé sur une élévation comme El-Biar ou la Bouzaréa, et que, la tête abritée par un figuier ou un caroubier à l'épais et sombre feuillage, on respire et savoure la brise qui vient du côté de cette mer, dont la surface miroite sous les rayons du soleil avec un éclat sans pareil, on ne peut s'empêcher d'admirer l'harmonie qui existe dans les phénomènes de la nature.

Puis, le soir, lorsque souffle cette brise toute chargée d'une humidité telle, que l'on est obligé de se couvrir pour en éviter la pénétration, on comprend que c'est là un supplément de forces apporté par les vents à la terre dévorée par le soleil. La chute vers la terre des vapeurs aspirées par l'air chauffé et dilaté n'aurait lieu que vers le matin sous forme de rosée, et après le complet rayonnement de la terre vers les espaces. L'apport par la brise d'une grande quantité de vapeurs modère le rayonnement, le régularise, et évite les écarts de température dont nous avons parlé et qui ont été signalés par Henri Duveyrier vers le Sahara, où n'arrivent point les brises de la mer saturées de vapeur.

D'après cet intrépide et intelligent explorateur, à mesure qu'on approche des régions dites brûlantes du

Sahara, on trouve des écarts thermométriques plus considérables ; le jour il a observé 67°,7, puis, la nuit, il se produisait de la glace au niveau du sol.

Les régions les plus heureuses sont celles où l'action modératrice des eaux marines, ou bien encore celle des reliefs montagneux, maintiennent la température entre des extrêmes qui ne s'écartent guère de 11 à 30 degrés.

A Nice, dont les hivers sont si recherchés par les valétudinaires, la hauteur totale thermométrique parcourue a été de 43°, tandis qu'à Paris elle a été en tout de 61°,5.

En Algérie la hauteur totale observée est de près de 3 degrés inférieure à celle parcourue à Nice, et n'atteint que 39° à 40°.

Cette différence dans l'échelle thermométrique parcourue est particulière à certaines contrées où sont observés les mêmes phénomènes météoriques, et il est à remarquer, que ce sont également des contrées où les pluies tombent pendant l'hiver. Parmi les contrées qui jouissent de cette grande régularité dans l'alternative des saisons, on peut citer en Amérique la Californie et l'Orégon ; dans l'hémisphère boréal, Madère, l'Algérie, ainsi que les côtes du Portugal.

Les saisons, en Algérie, ne subissent point comme en France la rigueur mathématique que leur imprime la variation de la température, et nous avons besoin de nous appesantir sur ce point délicat, afin de ne point établir de contradiction entre nos observations et celles des météorologues de la métropole. Une saison peut être définie de la manière suivante : c'est une période de temps, pendant laquelle on observe à peu près une même température et des phénomènes météoriques semblables. Ainsi, l'hiver est caractérisé par une température qui peut descendre à 18 et 20° au-dessous de zéro, et ne monte pas au delà de 10 à 11° centigrades au-dessus. C'est dans cette saison qu'on observe la neige et la formation des glaces ; c'est aussi pendant que règnent ces phénomènes météoriques, que l'on voit la végétation s'endormir, et que la vie semble s'amoindrir et s'éteindre sur les contrées où l'hiver règne en maître.

L'été est caractérisé par des phénomènes inverses. La température peut osciller entre 15° et 36 ou 37° centigrades; beaucoup plus élevée au soleil. La pluie est rare, la végétation, extrêmement active, est rendue même impossible si des arrosages fréquents et méthodiques ne viennent en aide à l'action fécondante de la chaleur solaire.

Le printemps et l'automne sont deux saisons intermédiaires pendant lesquelles s'opèrent des phénomènes de transition, moins caractérisés que ceux de l'été et de l'hiver, mais dont l'utilité apparaît aux yeux de l'observateur attentif. L'automne, c'est la lente et progressive marche de la vie à la mort ; le printemps, c'est la lente et progressive préparation à la vie.

Il est des contrées où les saisons n'offrent point la régularité que nous signalons pour les climats tempérés, où la vie végétale succède de très-près à la mort, où le réveil de la nature semble tenir aux variations assez brusques qui s'opèrent dans les phénomènes atmosphériques.

En Algérie, l'hiver proprement dit n'existe pas, à l'exception des hautes montagnes où les neiges tombent avec abondance, où elles se fixent pendant des mois entiers; mais, dans les plaines et dans les altitudes moyennes, la vie végétale semble puiser dans les conditions météorologiques qu'elles subissent, une force ascensionnelle qui éloigne de l'esprit et des yeux l'idée qu'on s'était faite de l'hiver.

Il n'y a, en Algérie, que deux saisons principales : la saison des pluies et la saison des chaleurs persistantes. Il pleut, inégalement à la vérité, depuis le mois d'octobre jusqu'au mois de mai. Il ne pleut pas et il fait chaud, depuis le mois de mai jusqu'à la fin de septembre.

Pour établir les quatre saisons de l'année avec une rigueur comparative, le météorologue est obligé de tenir compte d'une foule de raisons incidentes, qui semblent en désacord avec les sensations physiques perçues par les observateurs, et qui sont en contradiction flagrante avec les phénomènes de la vie végétale.

La neige, dans les contrées basses, est rare, c'est presque un phénomène de curiosité. A une altitude de 450 mètres au-dessus du niveau de la mer, elle tombe fréquemment, et persiste même pendant un mois ou deux. Ainsi, à la Boudaréa, qui domine la ville d'Alger, le froid se fait sentir avec la même intensité que dans les montagnes du midi de la France, et il neige assez souvent. Là, le météorologue peut établir avec plus de certitude la comparaison entre les saisons en deçà et au delà de la Méditerranée.

« La marche des vents est la véritable cause de l'iné-« gale répartition de l'eau du ciel suivant les diverses « parties de l'année, car, en dehors de la zone équato-« riale, la plupart des pluies ne se forment point sur « place, pour ainsi dire, par la condensation des va-« peurs ascendantes, mais elles sont apportées de loin « par les courants de l'atmosphère. Pendant l'hiver de « l'hémisphère boréal, tout le système des vents alizés « est attiré vers le sud à la suite du soleil, et, par « conséquent, les contre-courants aériens qui retour-« nent vers le pôle arctique peuvent redescendre à « la surface du globe dans le voisinage du tropique « du Cancer. Les vapeurs dont ces vents sont chargés « se condensent alors en pluies, par suite du mé-« lange de l'air qui les porte avec d'autres masses « atmosphériques plus froides ; c'est la saison plu-« vieuse. »

Appesantissons-nous sur cette saison des pluies qui n'est pas l'hiver, qui n'est pas l'automne, et qui semble appartenir et se confondre avec la saison du printemps.

« L'année ne se compose réellement que de deux pé-« riodes (Antonini et Manard), une chaude et l'autre « tempérée. La première commence en juin et finit en « octobre ; la seconde, qui est la plus belle, dure de-« puis le mois de novembre jusqu'à la fin de mai et com-« prend une partie de l'automne, l'hiver et le commen-

« cement du printemps, divisions qui se confondent ici « par des nuances insensibles : l'hiver se distingue du « printemps par ses pluies, et l'automne ne diffère de « l'été que par une plus basse température qui amène « un surcroît d'humidité dans l'air.

« Notre belle saison (saison froide) peut être com- « parée au printemps des pays les plus favorisés; c'est « le réveil de la nature : un doux soleil pénètre et pu- « rifie l'atmosphère; par lui, le sol se pare de fleurs et « de verdure, c'est la saison d'espérance qui donne une « nouvelle vie à tout ce qui respire sur la terre. »

(MARIT, *Hygiène de l'Algérie.*)

La température moyenne des six mois pluvieux de l'Algérie pour 22 ans est la suivante :

Janvier.....	+ 13°,22	Octobre.....	+ 21°,46
Février	+ 13°,45	Novembre...	+ 17°,38
Mars.......	+ 14°,85	Décembre...	+ 14°,19
Avril.......	+ 16°,92		

La température moyenne de l'hiver proprement dit, 22 novembre au 22 mars, est donc de 13°,84.

Une simple comparaison avec les moyennes relevées à Menton, à Nice et sur toutes les villes de la péninsule italienne, suffira pour montrer l'avantage des hivers de l'Algérie sur toutes les villes du littoral nord de la Méditerranée.

MOYENNE D'HIVER.

Florence.......	6°,8	Pise............	6°,2
Rome..........	8°,1	Venise.........	3°,35
Nice...........	9°,3	Gènes..........	8°,49
Naples.........	9°,8	Hyères.........	8°,00
Sienne	5°,2		

Une différence aussi considérable doit frapper les esprits, et la comparaison sera bien plus avantageuse encore, si on note qu'à Nice et à Menton, et dans les villes que nous venons de citer, le thermomètre descend jusqu'à 7 et 8° au-dessous de zéro, tandis qu'en Algérie il n'est jamais descendu au-dessous de 2 à 3°, et encore est-ce un événement météorologique très-rare.

Les pluies, avons-nous dit, tombent en Algérie à des époques bien déterminées, mais il faut ajouter que leur régularité et leur abondance ne sont pas tous les ans égales. Ainsi, il a été observé que la province de Constantine est celle où elles sont le plus régulières, puis vient celle d'Alger et ensuite celle d'Oran.

Elles sont parfois torrentielles et tombent en véritables cataractes, parfois elles tombent dans l'espace de quelques semaines, en très-grande abondance, puis elles deviennent rares et insuffisantes pour les besoins de l'agriculture.

Les moyennes observées pendant plus de vingt ans d'après M. Mac-Carthy sont :

En hiver, d'octobre à juin.....	760 à 770 millim.
Dans la période d'été.........	170 à 180 —
Total.......	930 à 950 millim.

La répartition des pluies, suivant les mois de l'année, a été résumée dans le tableau suivant de M. Don.

		Trimestre.	Semestre.	Année.
1. Décembre	à février.	43°,350	62°,820	90°,440
2. Mars	à mai....	19°,470		
3. Juin	à août...	2°,170	27°.620	
4. Septemb.	à déc....	25°,450		

Il n'est pas inutile de montrer au lecteur que l'Algérie est une contrée relativement bien dotée pour les pluies.

A Paris, la tranche annuelle est de 560 millimètres à la base de l'Observatoire ; d'après Keith-Johnston, la moyenne des eaux pluviales serait, en Europe, de 575 millimètres, de 1m,300, pour les contrées montagneuses. L'Alsace offrirait le résumé du continent tout entier, et elle reçoit cette quantité en moyenne.

A Lisbonne, il tombe à peine 700 millimètres. A Arles, à peu près 450. Liverpool, 860 millimètres. Alexandrie (Égypte), seulement 175 millimètres.

Observations prises en Italie :

Période de 20 ans.	Naples,	750	millim.	De Renzi.
Période de 40 ans.	Rome,	800	—	Schouw.
—	Sienne,	786	—	—
—	Florence,	937	—	—
—	Pise,	1,012	—	Pannati.
—	Milan,	966	—	—
—	Venise,	933	—	—
—	Hyères,	746	—	Beauregard.

Des études assez suivies ne nous ont pas encore renseigné sur les quantités d'eau pluviale que reçoivent annuellement les contrées de l'Algérie, qui offrent une altitude plus considérable qu'Alger et les villes du littoral; mais il est à présumer que le chiffre de 930 millimètres, relevé pour les stations qui avoisinent la mer, est dépassé par toutes les autres parties de la colonie; car, d'après tous les météorologistes, la précipitation annuelle de l'eau de pluie est en raison de l'altitude du pays; aussi a-t-on admis que la région du Tell, qui est à 800 et 900 mètres au-dessus du niveau de la mer, en reçoit une plus forte quantité.

La pluie tombe principalement pendant la nuit; elle a une tendance à se former vers les cinq heures de l'après-midi, au moment où l'équilibre est rompu entre la température de la Méditerranée et celle du sol qui commence son refroidissement nocturne; il y a, à ce moment, un appel puissant des vapeurs qui viennent de la mer, et c'est ce qui explique ces cataractes rapides et heureusement peu prolongées.

Aussi le nombre des jours de pluie est-il inférieur au nombre des nuits pluvieuses, et nous ne saurions mieux faire que de citer les expressions du Dr Martin sur ce sujet.

« En Algérie, un nuage vient, il se juge tout de « suite; le soleil le dissipe, ou bien il tombe comme « une masse. » Et plus loin : « Sitôt que les larges « gouttes de cette pluie touchent le sol, elles sont « renvoyées en vapeur dans l'air. »

Il est rare que les malades soient confinés dans leurs appartements plus de deux ou trois jours; les pluies cessent dans la matinée pour reprendre vers le soir, aussi a-t-on constaté que les journées de beau temps étaient, en Algérie, bien plus nombreuses qu'en aucune autre contrée hivernale des côtes de la Méditerranée.

La moyenne générale des jours de pluie est de 87,5 jours.

Ce qui donne, d'après le capitaine Rozet, une

moyenne de beaux jours variant entre 233 et 278 jours.

Comment s'étonner après ces calculs, dont l'exactitude est démontrée par l'observation, de la prodigieuse fécondité du sol algérien, car on sait que les pluies nocturnes sont les plus bienfaisantes sur la croissance des végétaux.

Le Dr Mitchell, sur 1,000 observations, a noté les faits suivants pour 1844. Livre de navigation du port d'Alger :

Ciel calme et serein	668,5
Ciel couvert et sombre	310,6
Ciel brumeux	20,9
Mer calme	541,9
Mer grosse	382,3
Mer agitée par la tempête	75,6

L'état hygrométrique si important à considérer dans l'étude des climats a été diversement apprécié par les auteurs :

Le Dr Mitchell a cru pouvoir conclure de ses observations que le climat d'Alger est sec et fortifiant.

Nous ne pouvons admettre ces conclusions, et pour peu qu'un médecin ait étudié pendant quelques années les phénomènes physiologiques produits sur les organes de la circulation et de la respiration, par les variations qui se produisent dans l'état hygrométrique de l'air en Algérie, il les rejettera comme trop absolues et comme entachées d'obscurité.

Les variations de l'hygromètre tiennent surtout à la dilatation considérable de l'air et à la dessiccation produite par la chaleur solaire; en temps de siroco, il descend à 15° et même à 10°, suivant les régions où est placé l'observateur.

Nous partageons l'opinion de M. le Dr Marit, basée, d'ailleurs, sur des observations faites en différents lieux, à Bône, par Moreau; à Guelma, par Grellais; à Laghouat, par le Dr Marit lui-même et par le Dr Ancinelle : « Ordinairement l'hygromètre va de 40 à 60; « nous l'avons vu à 15 et 18, pendant le siroco; « 75 et 80 paraissent être le maximum de saturation « pendant la saison des pluies; sa marche diffère selon « les moments de la journée, il est à peu près, le matin, ce qu'il sera le soir après le coucher du soleil, « mais à midi, il baisse plus ou moins. Ces quelques « données prouvent que l'Algérie possède un *climat « humide* dont le calorique vaporise l'eau répandue à « la surface du sol. »

Dans sa description, le Dr Marit ne commet qu'une erreur, c'est d'attribuer à la vapeur d'eau élevée par le calorique les effets hygrométriques qu'on observe en Algérie. Ce sont les vapeurs empruntées à la Méditerranée qui viennent, à chaque flux et reflux de la brise, combler le vide formé, et c'est pour ce motif qu'il faut rejeter l'opinion du Dr Mitchell, partagée par M. Pietra-Santa et par d'autres médecins, que l'Algérie a un climat sec.

Plus tard, nous discuterons cette question, de façon à ne plus laisser aucun doute dans les esprits.

Pendant l'été, les vents qui règnent en Algérie appartiennent aux courants déterminés par l'échauffement des sables du Sahara, et localement par l'action calorifique exercée sur le sol par les rayons solaires, en hiver ou dans la saison pluvieuse, ce sont les courants venus du pôle, qui dirigent la course de fleuve atmosphérique. Aussi, pendant l'été, règne une évaporation considérable qui tend à porter les vapeurs empruntées au sol, à travers la Méditerranée, sur les régions tempérées, et pendant l'hiver, ce sont les vapeurs empruntées à l'Europe ou à la mer elle-même, qui saturent les courants aériens, et se répandent en pluies bienfaisantes sur l'Algérie.

Les vents qui, par leur rapidité extrême ou par leurs caractères physiques, peuvent troubler l'équilibre constant qui régnerait sur l'Algérie, sont, en été, le siroco, et en hiver les vents du nord-ouest.

On a cherché longtemps pourquoi la traversée de l'Europe en Afrique s'accomplissait en moins de temps que la traversée d'Afrique en Europe. Le passage du nord au sud serait d'un quart environ moins long que le passage en sens inverse. Cette différence est due à la rapidité et à la prédominance des courants atmosphériques attirés du nord vers les continents africains; c'est ce qu'ont mis hors de toute contestation les observations de Marié-Davy.

Le siroco est le vent qui trouble les fonctions du climat algérien. C'est à lui que sont dus les principaux phénomènes atmosphériques; c'est à lui, que la constitution des habitants, des animaux et des végétaux, doit ses plus fatales modifications. C'est l'équivalent ou le diminutif du *chamsin* d'Égypte, du *pampero* de la République argentine, et il prend, en Algérie, le nom de *siroco*, sous lequel il est connu de l'Italie, de la Grèce et des parties qui baignent le nord de la Méditerranée ; il va même jusque dans les Alpes suisses, où il prend le nom de *fœhn*, dérivé de *favonius*, vent méridional des Romains.

Le siroco se fait sentir, surtout pendant les mois de juillet, août et septembre, quelquefois pendant une partie de la journée, quelquefois aussi pendant plusieurs jours. Il n'est point limité à ces trois mois qui sont les plus chauds de l'année, et il n'est pas rare d'en sentir les effets pendant tous les autres mois, et surtout vers les mois de décembre et janvier.

Aussitôt que le siroco se fait sentir, le voyageur respire avec peine ; l'air est brûlant et desséché comme s'il était lancé par la gueule d'un four ; la chaleur, accrue par le rayonnement des innombrables grains de sable qui flottent dans l'atmosphère, s'élève rapidement et peut atteindre 56° au soleil, 38 et même 40 à l'ombre ; le soleil se voile, tous les objets prennent une teinte violacée ; dans les appartements les meubles craquent et sont fendus, une poussière impalpable pénètre partout et flotte dans l'air. Dans les déserts, les hommes s'enveloppent la figure de leurs vêtements et les chameaux enfouissent leur cou dans le sable.

Sous l'influence de ce vent, les forces physiques de l'homme et des animaux sont amoindries ; les arbres perdent leur aspect et les feuilles penchent inertes et sans fraîcheur. La nature entière semble en souffrance. Le siroco produit des effets si désastreux, qu'on a vu les plus belles récoltes anéanties en vingt-quatre heures, au moment où le cultivateur concevait les plus belles espérances.

La mortalité s'exerce sur les habitants beaucoup plus activement pendant les périodes où règne ce vent, terrible dans ses effets.

C'est contre lui que doivent s'exercer les facultés conservatrices du colon, et c'est à propos de l'existence funeste de ce vent, que l'on doit faire ressortir l'ignorance et la mauvaise éducation agricole des populations indigènes.

Ils ont sacrifié les forêts qui servaient d'abri, de barrière et de modérateur contre lui ; pour faire de l'espace aux troupeaux, ils ont rendu inhospitalière une contrée qui, protégée elle-même, protégeait des contrées plus lointaines.

Et c'est ici que nous répéterons ce que nous avons dit de l'importance qu'il y a à créer autour des fermes des climats nouveaux, dus à l'importation des arbres dont la croissance rapide permet de réparer les fautes commises par les Arabes.

Lorsque le siroco souffle, on remarque sur la mer un mouvement rétrograde des vagues, et des rides caractéristiques, qui indiquent la direction terrestre du vent. C'est à son influence que sont dus ces tourbillonnements atmosphériques, que l'on a appelés les *tornades* des côtes d'Afrique, qui, sans avoir l'importance des cyclones, ne sont pas moins redoutés des navigateurs, surtout par la navigation côtière.

C'est sur l'observation des phénomènes dus à la lutte

des vents chauds du Sahara contre les vents froids et humides qui viennent d'Europe, qu'on a basé les *prévisions des temps*, car ces vents chauds constituent un immense foyer d'appel pour ces grandes masses de vapeurs un instant arrêtées dans leur course, et qui se précipitent avec d'autant plus de vitesse, que le vide formé a été plus grand.

Ce vent du sud a une influence notable sur la formation des orages. Ceux-ci sont relativement plus rares, et même moins désastreux en Algérie qu'en France. On en constate la fréquence en automne et vers le printemps, mais ils sont assez rares en été, parce que la dilatation de l'air porte, dans des régions élevées et lointaines, les vapeurs qui, se condensant en nuées, constitueraient les éléments dont le choc produit la grêle et la foudre. Il est fréquent de constater des orages secs, d'entendre de violents coups de tonnerre et de voir de rapides éclairs sillonner l'atmosphère, sans qu'une goutte de pluie tombe sur le sol. D'après les relevés qui ont été faits, c'est dans la Kabylie que les vrais orages sont le plus fréquents; c'est aussi dans cette contrée montagneuse, que se trouvent réunies les conditions physiques qui président à la formation de ces accidents météorologiques.

On a pu relever le nombre de jours pendant lesquels souffle le siroco; la moyenne est de 35 à 40 par année. Ce vent est toutefois moins gênant pendant l'hiver que pendant l'été, et c'est presque toujours lorsqu'il a fait sentir son influence que les pluies sont abondantes.

L'homme et la végétation ont donc à lutter contre deux influences contraires dues à la prédominance des vents extrêmes, le vent du Sud et le vent du Nord ou Nord-Ouest; le premier, desséchant; le second, saturé d'humidité. On peut, en se servant d'une expression, triviale, dire que l'organisation des êtres qui vivent en Algérie ressemble à celle d'une corde à violon; toutes les précautions hygiéniques des Arabes et des colons consistent à ne point subir d'une manière trop brusque, les effets produits par l'évaporation et par l'imprégnation de l'humidité.

Le froid sec est rare, le froid humide médiocrement intense; et cependant, lorsqu'on examine la constitution pathologique régnante, on voit que la plupart des maladies qui frappent les habitants sont dues à ce froid humide.

Nous verrons aussi que les maladies de même famille n'ont point en Algérie la même gravité qu'elles ont en Europe, même dans le Midi, en Italie par exemple; que la mortalité dans les affections de poitrine est de beaucoup inférieure à celle qu'on observe dans les meilleures contrées de l'Europe, et, par suite, que les valétudinaires, qui sont sujets à une impressionnabilité trop grande des organes de la respiration, n'ont qu'à se louer de leur séjour en Algérie.

A l'exception des journées où la pluie tombe avec abondance, les travaux des champs ne sont jamais interrompus; c'est pendant la saison d'été que les cultivateurs sont tenus d'observer des précautions plus grandes. Mais s'ils ont la tête abritée des rayons solaires, ils peuvent accomplir leur tâche sans graves inconvénients. On a dit avec raison qu'en Algérie les colons avaient plus de temps à consacrer à l'agriculture qu'en France. Il n'est pas rare de voir les troupeaux rester constamment dehors nuit et jour, hiver comme été; c'est la méthode employée par les Arabes, qui ne savent pas ce que c'est qu'un abri pour les animaux.

On voit, par ce rapide exposé des coutumes, que le climat de l'Algérie peut être réputé comme un climat doux, dont les extrêmes sont à considérer au point de vue de la coaptation des races du Nord. Le sujet que nous traitons nous conduirait à des développements qui dépasseraient les limites d'un travail comme celui que nous avons entrepris.

Il serait, en effet, très-intéressant, de classer les régions climatériques selon les aptitudes physiques des immigrants ; de dire, par exemple, si les Alsaciens-Lorrains seraient mieux placés dans les régions élevées du Tell, ou dans les riches et basses plaines de l'Algérie.

Ce qu'on a très-bien observé, c'est que la race espagnole et la race italienne offrent une grande résistance aux influences morbides développées dans les plaines. Ils s'y adaptent plus vite et plus solidement que les hommes du Nord. C'est là évidemment un bénéfice de l'éducation progressive qu'ils subissent dans leur enfance. Les hommes du Nord semblent se trouver à merveille des régions élevées où l'air est plus vif et plus renouvelé. Ce qu'on peut affirmer, sans courir le risque d'être démenti par les statistiques, c'est qu'à part les conditions d'insalubrité propres aux contrées marécageuses, qui frappent également les indigènes et les immigrants, toutes les races sont indistinctement représentées dans les nombreux villages qui entourent les villes du littoral, et qu'il n'existe aucune cause absolue de non-acclimatation.

La réussite dépend de l'application des saines lois de l'hygiène, et particulièrement de celles qui concernent l'habitation, le vêtement et l'alimentation.

IX

INFLUENCE PHYSIOLOGIQUE DU CLIMAT DE L'ALGÉRIE SUR L'ORGANISME HUMAIN, ET SUR LA MARCHE DES MALADIES.

Que reste-t-il dans l'esprit du lecteur de l'étude comparative que nous venons d'esquisser des climats du midi de l'Europe et du nord de l'Algérie?

Il reste évidemment cette pensée consolante : que le climat de l'Algérie offre des ressources plus grandes que celui de la péninsule Italique et des îles qui bordent le midi de la France; ressources au point de vue thérapeutique, ressources au point de vue de la coaptation des races, et enfin, ressources au point de vue agricole.

Une moyenne hivernale de 13° doit se traduire par des influences physiologiques différentes de celles que produit une moyenne hivernale de 8°.

Il faudrait un long volume, pour résumer toutes les nuances qu'une pareille température peut produire, et on nous pardonnera de ne point entrer dans une discussion qui nous entraînerait bien loin des limites imposées à cet ouvrage.

L'échafaudage élevé par des auteurs prévenus contre

la colonie, croule pièce à pièce, devant l'expérience et les faits acquis.

On n'en est plus à se demander si on colonisera, mais bien par quels moyens on colonisera.

La réponse est plus facile qu'on ne le pense : — on colonisera par la démonstration, par la destruction des préjugés, par un appel puissant à l'intérêt individuel.

Or ce chapitre a pour but de répondre aux angoisses des malades; aux aspirations de ceux qui, trop à l'étroit dans la vieille Europe, cherchent à se créer une patrie nouvelle et des intérêts nouveaux; à ceux enfin qui veulent donner un libre champ à leur ambition et à leur activité.

Il existe un courant qui tend chaque jour à s'accroître, dont le but est de déplacer une partie considérable des populations des climats rigoureux vers les climats plus doux, où sont réunies les conditions essentielles à la vie et à la propagation des races.

C'est par millions, qu'il faut compter les individus qui vont tous les ans demander, aux stations thermales et aux bains de mer, le rétablissement d'une santé compromise par les influences atmosphériques, par les affaires ou par les accidents.

C'est par millions, qu'il faut compter les victimes qui succombent, faute d'avoir à leur portée un climat susceptible de modifier une constitution incapable de réagir contre les conditions défavorables qui entourent le malade.

Quand on se place au point de vue de la conservation

des races humaines, il n'est pas d'efforts que l'on ne doive tenter pour faire pénétrer la conviction dans les esprits, et il n'est pas d'éléments de démonstration que l'on ne doive invoquer.

La richesse réelle d'une nation réside dans le chiffre ascensionnel de sa population. Toute nation qui décroît en population est une nation en voie de décadence, et il est profondément triste de constater, par les statistiques, que la France est, depuis plus de vingt ans, dans cette phase particulière aux peuples qui ont joué un grand rôle dans le monde.

On accuse les épidémies; on accuse la guerre; on accuse le mariage; on devrait bien plutôt accuser les mauvaises conditions sociales dans lesquelles sont entraînés les peuples qui sont gorgés de bien-être et de richesses. La Grèce, Carthage, Rome, l'Espagne, ont péri parce qu'elles n'ont pas su trouver à l'apogée de leur fortune le ressort qui les y avait élevées, et parce qu'elles usaient, dans un amour effréné des jouissances matérielles, l'énergie physique et intellectuelle qui les avait soutenues pendant les luttes gigantesques qu'elles avaient entreprises pour se placer à la tête des peuples.

Il faut à une grande nation des exutoires et des voies de rénovation. L'Algérie est pour la France ce qu'elle fut pour Rome, ce que l'Inde et l'Australie sont pour l'Angleterre.

Plus la France fera pour la colonie, plus elle lui accordera d'attention et de sollicitude, plus il lui en reviendra de grandeur et de bénéfices. C'est donc une tâche douce et attrayante que celle de l'historien qui consacre son temps à raconter les impressions qui le saisissent, et qui ont pour but le soulagement des valétudinaires, l'encouragement à l'immigration, et l'étude des richesses qu'il a sous les yeux.

« Quand le sort des malades est en cause, dit Ed. « Carrière, quand on veut éclairer ces nombreuses ca« ravanes d'êtres souffrants qui quittent souvent la « patrie avec la triste pensée qu'ils laisseront peut« être leur dépouille sur la terre étrangère, il convient, « pour bien faire, de ne rien laisser derrière soi des « données essentielles du problème, si l'on ne veut « pas se préparer des déceptions en même temps que « des regrets. »

Le climat de l'Algérie agit sur l'économie humaine par voie de modification, modification de la circulation, de l'acte respiratoire, et aussi des organes de la digestion.

Humboldt a constaté et démontré que l'action de la lumière solaire sur l'organisme humain avait pour conséquence immédiate une suractivité du système musculaire, et une tonicité particulière observée chez tous les peuples des régions équinoxiales. Ainsi, il constatait peu de difformités chez les Caraïbes, les Indiens et autres peuples ayant le système dermoïde fortement coloré.

Les Anglais envoient, par milliers, des jeunes gens étiolés qui ne peuvent se développer sous le ciel brumeux de leur patrie, se fortifier dans l'Inde, ou en Australie.

La Prusse et l'Allemagne ont trouvé dans les Amériques un correctif à la dégénérescence de leur race. Il ne faut pas croire que ces grandes migrations soient dues uniquement à l'appât du lucre, elles sont aussi la conséquence de l'impossibilité matérielle où est la médecine de régénérer les constitutions faibles par une médication tonique entreprise sur place.

Les influences climatériques produisent des effets qu'aucune médication, si intelligente et si dévouée qu'on la suppose, ne peut produire.

La pratique de tous les jours révèle aux savants des phénomènes d'amélioration, qui leur ouvrent des horizons tout nouveaux dans l'art de guérir.

Ce grand mot lâché : « Allez vers des climats plus doux ! » dénote, non pas l'impuissance de l'homme de l'art, mais l'impuissance du milieu dans lequel se trouve placé le malade, car c'est déjà une grande preuve de sagacité, que de découvrir la mauvaise influence des conditions atmosphériques qui luttent contre le développement de l'homme.

On peut voir, au jardin d'Essai, un *Araucaria excelsa*, qui végétait dans les serres du Jardin des plantes à Paris. Il était estimé 3,000 francs, et il était le seul spécimen de cette espèce forestière, la reine de la végétation, et par l'élévation, et par la grâce. Sa croissance était nulle malgré les soins dont on l'entourait. Il fut apporté en Algérie par M. Hardy, et planté en plein coteau du Hamma. A l'heure où nous écrivons, il fait l'admiration de tous les visiteurs de cet admirable établissement; il dresse fièrement sa tête au-dessus de centaines d'*araucaria* dont il est le doyen ; il étale voluptueusement à la brise de mer et au soleil ses grandes branches, festonnées comme une dentelle, et il donne l'exemple le plus remarquable de ce que peut la coaptation des espèces sous un climat favorable. Un *araucaria* ne se vend plus, à Alger, que 10 à 15 francs.

Il en est des constitutions débiles comme de cet arbre élégant, il faut les transplanter sous le ciel qui leur convient, si on veut que les organes fonctionnent au profit de l'organisme tout entier.

Le tempérament lymphatique passe au tempérament lymphatico-sanguin, qui est plus riche ; la tendance aux engorgements ganglionnaires diminue, le système musculaire devient plus énergique ; la tonicité générale augmente, la force physique est plus accentuée.

Le tempérament nerveux et sanguin réussit presque d'emblée, dans ce milieu qui tend à ramener les divers tempéraments à ce type propre aux indigènes.

Les effets du climat sont encore plus accusés chez les enfants nés, sur le sol algérien, de parents européens ; tout en conservant les principaux traits de la race à laquelle ils appartiennent, ils subissent cette lente transformation qui les rapproche du tempérament des races indigènes.

Les tempéraments purement nerveux, ou purement sanguins, sont ceux qui sont les plus éprouvés par les influences climatériques.

C'est par le croisement des races, que sont corrigés

et amoindris les vices originels de la constitution; aussi, n'est-il pas difficile de constater que la race algérienne est plus belle, plus fine et plus élégante, que les races du Nord qui lui ont donné naissance.

Le climat du Tell semble convenir à merveille aux aces blondes à tempérament lymphatico-sanguin; les individus qui vont s'y établir bénéficient, pour eux et pour leurs enfants, de cette grande lumière solaire, dont le premier effet est de surexciter les fonctions de la peau et de la brunir.

Qui ne comprend, par cet exposé rapide, à quelles constitutions conviendrait le climat de l'Agérie?

Le lymphatisme règne sur la majeure partie des populations du nord de l'Europe; il est, par son exagération, la cause principale des affections rachitiques qui frappent l'enfance et la rendent impropre aux travaux de l'agriculture et de l'industrie.

Les voyageurs qui ont parcouru les îles de l'océan Indien, les îles Viti et la Nouvelle-Calédonie; Chaillu et Livingstone, qui ont parcouru l'Afrique centrale, ont observé que les peuplades qui ont le plus beau développement musculaire, sont des peuplades placées sous l'action directe du soleil. Malheureusement, ces mêmes voyageurs ont observé, au grand déshonneur de l'humanité, qu'elles sont toutes adonnées à l'anthropophagie.

La richesse et la constitution physique des indigènes de l'Algérie vont en décroissant à mesure que ces populations fuient la lumière solaire.

En première ligne, se place l'Arabe du Tell, dont la

constitution est nervoso-sanguine ; en second lieu, le Kabyle, qui est plus petit et dont la constitution a une tendance générale à la scrofule ; puis viennent le Maure, le Juif et le Mozabite, qui ont un tempérament lymphatico-sanguin avec grande propension à la scrofule.

L'Arabe du Tell est très-beau ; physiquement, c'est lui qui possède les plus belles qualités, le plus beau sang, et c'est aussi lui qui a le plus d'ardeur pour tous les exercices destinés à maintenir la beauté chez l'homme. Il vit en pleine lumière.

Sa peau est fortement colorée, ses yeux pleins d'éclat, ses dents admirables, ses lèvres épaisses et fortement accentuées, ses cheveux abondants et noirs, sa taille élevée, ses extrémités effilées et très-contractiles. Il a peu d'embonpoint, les épaules sont larges et la voix très-sonore.

Les maladies trouvent dans cette organisation une réaction considérable ; les blessures guérissent avec une étrange facilité, et l'insensibilité dont ils font preuve dans la guerre et dans les opérations chirurgicales les plus sanglantes, démontre que les conditions atmosphériques dans lesquelles ils se développent leur sont de tous points favorables.

Les médecins qui se sont installés dans les villes du Tell ont observé que les Européens qui venaient s'établir dans cette région subissaient, par l'influence de la lumière solaire, une modification lente et progressive dont il faut tenir compte au point de vue de la colonisation.

On ne force pas la nature au point de lui faire produire des effets exactement semblables, sous des latitudes différentes. En serre chaude on obtient la fleur des tropiques, on n'en obtient pas le parfum; à Nice on a fait des palmiers, on n'a point mûri la datte. Là c'est l'illusion, ici c'est la réalité.

Combien de fois dans notre pratique médicale, soit à l'hôpital soit dans notre cabinet, ne nous est-il point arrivé de penser, en analysant la constitution d'un être débile : « Cet être-là ne vivrait point en Europe! »

Il y a en effet des êtres si délicats, si frêles, qu'il semble que le moindre abaissement de température va les congeler. Les fourrures n'y font rien, les appartements chauffés à la manière d'une serre chaude, les soutiennent sans les fortifier; l'air, irrespirable pour leurs poumons délicats, pénètre, à un moment donné, par mille fissures et leur communique son pouvoir débilitant. Ces natures-là sont très-nombreuses dans les pays froids, et la transplantation *sous des climats plus doux* est le seul remède qui leur convienne.

L'Algérie convient à l'enfance après les premières difficultés de l'allaitement maternel, parce que c'est à cet âge que les organes ont une vitalité plus grande, un pouvoir d'assimilation constant, qui a pour effet de répandre vers la périphérie les produits d'une digestion facile et complète.

Au lieu de ce teint blafard, propre aux enfants qui ont une circulation lente et une digestion pénible, vous remarquerez cette vive coloration de la peau dorée par la lumière du soleil, ces yeux pleins de feu et d'éclat, ces membres souples et agiles, et cette activité musculaire qui indique l'action de la circulation sur les centres nerveux.

Un enfant malingre et voué aux affections qu'engendre le lymphatisme, se relève bien vite et, sous l'action vivifiante de ce climat, voit changer progressivement ses dispositions héréditaires ou acquises.

Il est impossible de ne point tracer, ici, un tableau rapide de l'influence du climat algérien sur les malades atteints par des affections de poitrine.

La supériorité de ce climat est révélée tout d'abord par ce grand fait mis hors de doute par tous les médecins militaires qui ont observé la marche des maladies au milieu des populations indigènes.

Chez l'Arabe du Tell et chez les populations du Sud, la phthisie n'existe presque pas, et, chose étrange, elle ne se développe, chez quelques individus, que lorsqu'ils se mêlent à la population européenne et en adoptent les coutumes et les vices.

Boudin, frappé sans doute de cette rareté, et envisageant d'ailleurs que les populations indigènes étaient frappées tout autant que les Européens par la fièvre intermittente, se crut en droit d'annoncer, qu'il existait une loi d'antagonisme entre le développement de l'influence morbide marécageuse et le développement du tubercule pulmonaire.

C'était ingénieux et hardi, c'était nouveau, et il eut le privilége de soulever l'attention du monde savant. Mais, au fond, c'était tout simplement spécieux, et les termes de comparaison ne tardèrent pas à battre en brèche une théorie séduisante et même consolante.

La Sologne, les Landes,-le Bourbonnais, en France ; les marais Pontins, la campagne de Rome, le Milanais avec ses riches plaines, la Toscane avec ses travaux d'assainissement gigantesques, dressèrent leur vaste ossuaire pour réclamer contre une loi dont l'absolutisme semblait les écarter.

L'objection puisait sa force dans une étendue de territoire envahi par les fièvres intermittentes trop grande, pour que la loi de Boudin pût conserver des partisans. Il fallait chercher ailleurs cette immunité propre aux populations indigènes de l'Algérie, surtout en présence d'observations qui prouvaient que les individus appartenant à ces races contractaient la phthisie pulmonaire lorsqu'ils déviaient de la conduite qui leur était habituelle, et affrontaient les coutumes des Européens ou la rigueur des climats du Nord.

Pourquoi donc ne pas admettre que c'est un bénéfice direct du climat de l'Algérie, surtout lorsqu'on se trouve en accord avec les faits, déjà très-nombreux, qui prouvent que la phthisie acquise en Europe et la mieux confirmée s'amende sous ce climat avec une rapidité qui frappe les médecins et les malades eux-mêmes ?

« Si l'on considère qu'à Paris le tiers de la morta-
« lité provient des maladies thoraciques (phthisie,
« pneumonie et bronchite), qu'à Londres la propor-
« tion est de 31,5 pour 100 et à Nice de 21,5, nous
« serons autorisé à dire que la rareté des maladies des

« organes de la respiration à Alger, se trouve parfaite-
« ment démontrée et que, par conséquent, les influen-
« ces climatériques sur ce genre de lésion sont des
« plus heureuses ! » (PIETRA-SANTA.)

Les statistiques ont leur éloquence, et lorsqu'on a consciencieusement éliminé les causes diverses de mortalité qui règnent sur une population, on est obligé de revenir aux termes de comparaison entre les diverses contrées :

A Londres,	il meurt	1	phthisique sur	8	décès.
A Paris,	—	1	—	5	—
A Naples,	—	1	—	8	—
A Nice,	—	1	—	7	—
A Alger,	—	1	—	15	—

On comprend, d'après ces chiffres, que c'est à la supériorité du climat que cette immunité est due, car nous avons démontré que la température hivernale présentait un écart considérable, qui permettait de lui rapporter les effets thérapeutiques observés.

Si, maintenant, nous jetons un regard sur la pauvreté de documents fournis par l'Algérie entière, nous serons en droit de signaler la désastreuse incurie qui condamne la colonie à l'obscurité la plus complète.

Les résultats ont été fournis par la ville d'Alger seulement, et c'est dans cette ville que se trouvent accumulées les causes les plus puissantes qui peuvent engendrer cette terrible disposition morbide.

Demeures étroites, humides et insuffisantes ; cherté de la vie matérielle ; préoccupations d'affaires et difficultés des positions sociales ; enfin, accumulation d'une population misérable venue de tous les coins du monde, qui vit autant des bienfaits de l'assistance publique que du produit d'un travail régulier et rémunérateur.

Les conclusions auxquelles est parvenu le Dr Pietra-Santa à l'aide de relevés pris dans les registres de l'état civil et des hôpitaux sont les suivants :

« 1° La phthisie pulmonaire existe à Alger dans la « population européenne ou immigrante, comme chez « les indigènes ;

« 2° Cette affection y est plus rare que dans d'autres « stations des côtes de la Méditerranée et de beaucoup « plus rare qu'à Paris. »

Cette dernière conclusion est timide, puisque déjà l'auteur avait constaté que le chiffre de la mortalité est de moitié moindre qu'à Nice, et elle s'appuie sur les documents *a minima*, puisque les conditions hygiéniques étaient, à l'époque où elle était formulée, bien inférieures à ce qu'elles sont aujourd'hui.

Qu'entend l'auteur par indigènes? les Maures et les Juifs! — Eh bien, il est démontré que chez les Juifs la mortalité a diminué à mesure qu'ils ont amélioré leur hygiène ; tandis que, chez les Maures, elle a augmenté en raison de la décrépitude qu'ils ont subie.

Notre travail n'a point pour limite la ceinture de murailles qui étouffe la population toujours croissante ; il a pour but une démonstration plus étendue, et nous sommes certain que les statistiques faites à Médéa, Miliana, Mascara, Tlemcen, et toutes les villes placées à une certaine distance du rivage, et librement ventilées par la brise de mer, donneraient des résultats qui feraient baisser le chiffre de la mortalité observée ayant pour cause la phthisie.

L'impression des auteurs ou des observateurs est unanime sur ce point, et nous ne pouvons faire mieux que d'invoquer leur témoignage.

« Il y a présomption qu'à Alger, l'évolution des tu-
« bercules s'arrête jusqu'à un certain point chez les
« sujets prédisposés, et que chez ceux où elle existe
« déjà à un faible degré, les progrès de la maladie sont
« enrayés, tandis que les symptômes généraux s'amen-
« dent complétement pour affecter les dehors d'une
« guérison. » (Mitchell.)

Les opinions favorables à la rareté et à la curabilité par les influences climatériques sont aussi nombreuses dans les travaux publiés depuis 1836 par les chirurgiens militaires, que celles qui ont été publiées par les médecins civils répandus dans les villes de l'Algérie.

« Ce genre de maladie est beaucoup moins fréquent
« en Afrique qu'en France, la différence est si
« grande, qu'elle ne peut dépendre que du climat,
« aucune cause secondaire ne saurait expliquer un
« pareil effet. » (Dr C. Broussais.)

« La phthisie est exceptionnelle chez l'indigène et
« chez les Européens, chez lesquels ses progrès sont
« assez lents pour permettre à la nature d'organiser
« ses moyens de défense et, par suite, de guérison. »
(Dr Martin.)

1° La phthisie est extrêmement rare chez les habitants de ce pays ;

2° Les Européens en sont rarement affectés;

3° Les progrès de la maladie sont arrêtés en même temps que la cause;

4° La maladie est loin d'être constamment mortelle. (Dr Moreau.)

« Apportée dans le pays, non-seulement la phthisie « cesse de progresser, mais elle cède à une amélioration « parfaitement marquée. » (Foley.)

Ces opinions diverses sont exprimées par les praticiens qui, sans avoir écrit des livres ou des mémoires sur la phthisie, sont appelés à donner des soins à des immigrants atteints de cette maladie.

Ils sont tous unanimes dans leurs conclusions et plus ils vieillissent dans cette pénible carrière de la médecine, plus ils voient leurs impressions s'affrmer par la multiplicité des faits.

Le Dr Miguérès, qui est le doyen des praticiens de la ville d'Alger, et qui a vu se succéder, depuis 1830, toutes les générations que des intérêts ont conduites dans la ville et ses environs, a formulé, en maintes circonstances, sa manière de voir, de façon à ne plus permettre le doute sur cette question.

La phthisie est plus fréquente à Alger que dans les villes ou villages de l'intérieur; plus fréquente chez les Juifs et les Espagnols que chez les Arabes. Elle a augmenté chez les Maures, en raison de la misère et de l'abandon dans lequel cette race est tombée. Elle a diminué chez les Juifs, depuis qu'ils ont amélioré les conditions sociales de leurs familles.

Dès que l'Arabe fréquente les villes, qu'il se laisse

pénétrer par les coutumes européennes; dès qu'il offre le mélange de la sobriété traditionnelle de sa race avec l'intempérance que lui suggère l'exemple, il devient phthisique et marche rapidement vers sa fin.

En ce qui concerne les races, il faut donc tenir compte des modifications hygiéniques, et alors on se trouve placé devant des statistiques entachées d'erreur.

Prenons d'une manière générale une proposition pour point de départ, par exemple celle-ci : Chez les indigènes du Tell, qui sont dans l'aisance, quel est le rôle de la phthisie dans la mortalité?

L'observation et l'expérience répondent : Nul!

Chez les Juifs échappés à la dure pression d'un état social avilissant, et placés dans des conditions d'hygiène convenables?

L'observation répond : Insensible et presque nul!

Il est donc avéré que tout ce qui ne tombe pas dans la vie anormale ; que les populations, ou les individus qui jouissent de leur liberté et des avantages d'une existence confortable, échappent à cette triste cause de mortalité. En Europe, pourrait-on en dire autant, et n'est-ce point pour cette terrible maladie, qu'a été poussé le cri du poëte latin :

Pulsat æquo pede pauperum tabernas regumque turres!

La supériorité du climat algérien n'est point relative, elle est absolue, si on ne veut parler que du développement de la phthisie.

Mais la question est complexe et on peut, avec tous

les praticiens de l'armée et de la colonie, se poser les questions suivantes :

1° Étant donnée une hérédité constatée dans une famille européenne qui vient s'installer dans la colonie, que devient cette hérédité ?

2° Étant donné un individu atteint des premiers symptômes de phthisie et envoyé en Algérie, quelle modification subit sa constitution ?

3° Étant donné un malade présentant des signes certains de phthisie, quelle est l'influence du climat sur la marche et la terminaison de la maladie ?

4° Quel est le sort des enfants nés de parents phthisiques, et, d'une manière générale, quel est le sort des descendants ?

La question ainsi posée, supposez qu'on n'a point à se préoccuper des soins hygiéniques et que l'individu jouit d'une aisance qui lui permet d'affronter le climat seul et dégagé des préoccupations du travail ou de la misère.

On peut faire la réponse suivante à ces quatre propositions :

1° L'hérédité, qui joue un si grand rôle dans la mortalité des familles en Europe, qui trouble la société en condamnant les enfants issus de parents phthisiques à ne point contracter le mariage et à se vouer au célibat, est rompue par l'immigration de ces mêmes enfants sous le climat algérien.

« Le Dr Auguste Bertherand est l'auteur d'un projet « qui consisterait à réunir à Alger, dans un vaste ly- « cée, tous les enfants du continent français qu'une

« diathèse héréditaire ou acquise aurait signalés « comme entachés de pneumophymie imminente. Par « ce moyen, en effet, on neutralisait les influences fâ- « cheuses congénitales, on arrêtait heureusement des « lésions ébauchées à un âge où les grands modifica- « teurs hygiéniques ont une influence si marquée sur « le *nisus formativus.* » (Dr PIETRA SANTA.)

Si on réfléchit sur la décroissance observée en France dans le chiffre de la population, on ne trouvera rien d'extraordinaire à ce qu'un praticien qui, sur plus de cent trente cas étudiés pendant une seule année, avait constaté les résultats les plus satisfaisants, se crût en droit de formuler une semblable proposition.

2° Les observations faites par le Dr Auguste Bertherand, et celles qui ont été formulées par les auteurs, notamment par le Dr Feuillet, répondent suffisamment à la seconde question. Toute famille qui est atteinte des premiers symptômes de phthisie, subit par le seul fait de son séjour permanent en Algérie des modifications constitutionnelles qui déterminent un arrêt presque immédiat dans le développement de la tuberculose.

La respiration est plus facile. Le tubercule miliaire est-il résorbé ? C'est probable pour un grand nombre d'individus, car tous les médecins ont constaté la disparition des signes sthétoscopiques qui en signalaient la présence au moment de l'arrivée en Algérie.

La constitution se relève, les forces s'accentuent, la vitalité domine, et la nutrition se fait au profit de l'économie tout entière.

C'est dans cette phase heureuse que le valétudinaire doit prendre une résolution suprême. Il ne doit pas se considérer comme guéri de toute invasion tuberculeuse, il doit se considérer comme à l'abri de cette invasion, mais il doit regarder au-dessus de sa tête et voir l'épée de Damoclès suspendue sur son avenir. C'est alors qu'il doit adopter la nouvelle patrie qui lui a donné des preuves de sa bienfaisante action curative. Il appartient, s'il veut vivre, à la contrée qui l'abrite et le soutient.

3° Pour rendre la réponse à la troisième question plus saisissable, nous poserons en principe, que le malade est parvenu à cette période où a lieu l'évacuation du parenchyme pulmonaire ramolli, où le doute n'est plus permis ni au malade ni au médecin, où enfin se pose la grave question de la durée d'une existence qui s'éteint.

A cette période, le malade ne s'appartient plus, il est coupable s'il se marie, il n'est plus moralement libre de contracter une union qui aurait pour résultat de condamner des enfants à une mort certaine, et probablement de communiquer à une femme le germe fatal qui le mine.

Nous supposerons également que les poumons ne sont que partiellement envahis, et qu'il en reste encore une assez grande portion où l'acte respiratoire s'accomplit avec facilité.

Ces cas-là sont malheureusement trop fréquents, car l'Algérie n'est invoquée qu'après la thérapeutique que les médecins ont sous la main ; qu'après une ou deux saisons d'hiver passées à Nice, à Hyères ou en Italie.

Le premier effet observé sur ces malades, c'est un amendement nctable dans la douleur thoracique; un oubli de soi-même et une tendance à croire à la disparition de la lésion.

Malheureusement c'est une illusion, la disparition ne s'opère que lentement ; mais, quand elle a lieu soit par voie de cicatrisation, soit par la transformation des éléments morbides en matière crétacée, elle s'accomplit au milieu d'un calme remarquable dans l'innervation.

L'éréthisme nerveux disparaît, et avec lui la douleur, bien avant que les signes sthétoscopiques ne révèlent la transformation.

Tous les auteurs ont signalé cet effet du climat, car seul il peut opérer cette transformation.

On pourrait donc dire que la marche de la phthisie est modifiée, qu'elle perd sa foudroyante rapidité et qu'elle permet aux uns l'espérance, aux autres le bénéfice entier de l'influence climatérique.

Nous ne pouvons laisser sans réponse la question envisagée au point de vue de la mort certaine d'un malade parvenu à un état tel, que toute influence climatérique est vaine, et nous la résumerons en quelques mots ; ils seront bien compris par les praticiens qui ont consacré leur carrière à surveiller ces lentes et pénibles agonies observées chez les phthisiques : l'Algérie est la contrée où les malades atteints d'affection de poitrine se sentent le moins mourir.

Qui ne connaît l'histoire de notre regretté confrère Poisson ? Il était venu demander à Alger la guérison d'une tuberculisation confirmée. Il y exerça avec une distinction rare sa profession, puis un jour, en rentrant chez lui, à l'heure où les malades abondaient dans son cabinet, il s'éteignit presque subitement, en pleine connaissance de lui-même, en pleine confiance en l'avenir !

4° Il nous reste à formuler notre réponse à la quatrième question, celle qui est relative aux enfants issus de parents phthisiques et aux descendants.

Les détails dans lesquels nous sommes entré, l'exposé que nous avons tenté des opinions des médecins, et une expérience personnelle de dix années consacrées à l'étude des malades, nous autorisent à être plus absolu sur cette question.

Les enfants qui, après le sevrage, sont conduits en Algérie, subissent une modification complète, qui détruit dans leur organisme la diathèse héréditaire. Et ce qui est plus important, non-seulement au point de vue de leurs intérêts propres, mais encore au point de vue des intérêts de la société, ils peuvent se marier sans crainte, car la diathèse qui, en Europe, franchit quelquefois une ou deux générations pour aller se manifester sur les descendants, semble, sous l'influence climatérique, s'éteindre d'une manière absolue en Algérie.

La foi robuste qui anime les médecins de la colonie sur ce sujet intéressant, et qui les autorise à affirmer cette proposition, repose sur des faits nombreux et bien authentiques qui, depuis quarante-deux ans, se sont présentés à leur observation.

Il y a donc une terre privilégiée où les influences morbides qui déciment les populations du Nord cessent d'exercer leurs cruels ravages ; une contrée où sont assurés de vivre des milliers de créatures vouées à l'improductivité et à la mort. Si cette contrée ne présente d'ailleurs aucune infériorité dans les conditions climatériques, elle doit devenir le point de mire et le port de salut de ces malheureux ; cette contrée, c'est l'Algérie, et nous démontrerons que le fantôme qu'on a dressé devant les esprits timorés, évanoui devant les investigations de la science, doit s'évanouir devant la conscience publique.

Nous avons fait observer que l'état hygrométrique présentait des écarts considérables suivant que les observations étaient faites dans le milieu de la journée, ou au moment où la rupture d'équilibre s'opérait entre les courants aériens; il faut savoir en tirer des conséquences au point de vue de l'étude des maladies régnantes en Algérie.

Nous avons aussi fait observer que les indigènes avaient le soin de couvrir la tête, le cou et la partie supérieure du corps à l'aide de vêtements très-chauds et souples comme le haïk et les bournous, et nous avons attribué leur résistance aux agents extérieurs à cette coutume traditionnelle, inspirée par l'étude du milieu dans lequel ils vivent.

L'un des premiers résultats que le médecin peut consigner, c'est la fréquence chez les Européens des bronchites légères, des irritations du larynx, fréquence due à la différence de tension hygrométrique, et au peu de précautions avec lequel ils entourent les parties supérieures du corps. La susceptibilité particulière que présentent ces organes, contraste étrangement avec la rareté de la tuberculisation pulmonaire; elle fait comprendre toute l'importance qu'il y a à ne point exposer le corps aux effets de ces transitions brusques, qui ont lieu principalement le matin vers le lever du soleil, et le soir à l'heure où commence la réfrigération nocturne de la terre.

Il faut que le climat engendre des influences particulièrement favorables, car l'une des maladies dont les paysans français sont le plus souvent frappés, la *pneumonie*, ne présente pas en Algérie la même acuité, et n'a pas des conséquences mortelles aussi fréquentes. La *pneumonie du sommet*, celle qu'Andral, Chomel et Trousseau, considéraient comme la plus grave et comme essentiellement mortelle, guérit dans les hôpitaux et dans la pratique civile, avec une facilité qui surprend les médecins défavorablement impressionnés par l'expérience des grands maîtres, et sans qu'il soit nécessaire d'employer une médication héroïque.

Quand on songe aux précautions dont on entoure les malades atteints en Europe d'affections aiguës des organes respiratoires, « chambres chauffées constamment, luttes continuelles contre les moindres influences atmosphériques, » et qu'on les compare à l'indifférence dont les malades des hôpitaux ou même des villes sont l'objet, on ne peut s'empêcher de constater que les conditions climatériques jouent dans la thérapeutique de ces affections le principal rôle.

Nous devons passer en revue un autre ordre de maladies dont on a fait un épouvantail pour la colonisation, nous voulons parler des fièvres paludéennes.

Sur deux mille malades entrés à l'hôpital civil d'Alger, pour des affections diverses et appartenant moitié à la race indigène, Arabes, Kabyles et Mozabites; moitié aux races du Nord, nous avons constaté le fait suivant :

Les deux tiers des individus appartenant à la race indigène accusaient avoir eu, soit dans leur enfance, soit dans la jeunesse pendant leur séjour dans les tribus . . . la fièvre !

La moitié seulement des individus appartenant aux races européennes, déclaraient en avoir eu des atteintes.

Il suivrait de cet interrogatoire, consigné pendant trois années sur des registres, que la race indigène est plus souvent atteinte par la fièvre que les races européennes.

Notre observation personnelle sert de criterium à celle de MM. Martin et Foley. Voici ce qu'ils disent dans leur remarquable travail, *Histoire statistique de la colonisation en Algérie* (p. 207) :

« Puis, nous reportant à cet autre fait d'observation,
« à savoir que, s'il est vrai de dire qu'en Algérie, nul
« Européen ou indigène ne peut, d'une manière ab-
« solue, échapper à l'effet plus ou moins fâcheux de
« l'air d'un marais auquel il s'est exposé, il ne l'est pas

« *moins* que les indigènes et, en général, les Euro-« péens depuis longtemps dans le pays, supportent « beaucoup mieux cette influence que les nouveaux « immigrants, nous avons été conduits à penser que « l'immunité dont il s'agit pourrait bien tenir, à ce « que les Français du Centre apportent en Algérie une « constitution jusqu'à un certain point déjà habituée à « ces miasmes *fébrifères.* »

Le sol de l'Algérie produit donc la fièvre comme le sol de l'Italie, de la Sicile, de l'Espagne et de certaines parties de la France.

Les longues discussions sur ce sujet seraient vaines et oiseuses, c'est désormais un fait acquis à la science, que la terre qui n'a point été labourée, et qui est mise en culture, développe des émanations qui empoisonnent l'organisme humain et y déterminent un état morbide, désigné sous le nom de *fièvre paludéenne.*

Nous ne demanderons point compte au passé de l'Algérie des fautes qui ont été commises, au point de vue de la colonisation, par l'imprévoyance de ceux qui ont mal choisi les centres de population, et nous admettrons que la mortalité exceptionnelle, signalée par un grand nombre d'auteurs, n'a pas pu être conjurée par des mesures hygiéniques plus intelligentes que celles qui ont entouré la colonie à son berceau.

Nous nous contenterons de faire ressortir que, dans cette longue lutte entre l'homme et la terre, c'est l'homme, en dernier ressort, qui est resté le maître. Les victoires gagnées sur les champs de bataille coûtent des milliers d'hommes, et souvent pour un mince résultat; celles qui sont livrées en agriculture comptent aussi de nombreuses victimes, mais il en reste au moins quelque chose à l'humanité!

L'Algérie a été conquise deux fois, — par l'armée et par le colon.

Les plus beaux centres de population ont été créés par une armée de travailleurs dont la terre couvre la dépouille et l'obscurité, mais dont l'œuvre accomplie proclame le mérite et le courage.

C'est au prix de générations vaillantes qu'ont été acquis tous ces beaux villages qui font l'orgueil de l'Algérie, mais les enfants sont là qui prospèrent et qui jouissent du bénéfice des luttes paternelles.

Il n'y a donc plus qu'à poser des questions intéressées et dont la solution est heureusement consolante.

Le sol algérien développe-t-il des miasmes dont l'intoxication soit essentiellement mortelle?

L'expérience de tous les praticiens répond : Non!

La fièvre est-elle une cause aussi fréquente de mortalité que les affections de poitrine en Europe?

La statistique répond : Non!

Les fièvres contractées sur le sol algérien peuvent-elles être guéries sur place, sans laisser dans l'organisme de ces ravages profonds comme on en observe dans les pays tropicaux, dans l'Inde et au Sénégal?

L'expérience de chaque jour permet de répondre : Oui!

La mortalité consécutive aux accès de fièvre tend-elle à diminuer à mesure que s'améliorent les conditions culturales?

Boufarik, le Hamma, l'Alma et tous les centres agricoles sont là, pour répondre affirmativement, et pour faire comprendre que le cercle fatal tend chaque jour à se resserrer et à se restreindre.

Nous allons maintenant toucher à une question plus grave, et chercher à détruire un préjugé que l'ignorance laisserait volontiers perpétuer.

A-t-on le droit de mettre sur le compte de l'intoxication paludéenne, la masse de fièvres à type intermittent que l'on observe en Algérie?

Nous répondrons de suite: Non! — L'unicité de provenance est, en effet, battue en brèche par l'observation de tous les praticiens de la colonie.

Il suffit d'une influence atmosphérique indépendante de l'action d'un miasme, pour déterminer un accès de fièvre qui, par ses symptômes, semble avoir pour origine l'introduction dans l'économie d'un poison paludéen.

Il suffit d'une action vive et prolongée de l'influence solaire, pour déterminer un même effet morbide.

La forme, la marche, l'influence même sur l'économie, paraissent provenir d'une même source, et pourtant le médecin est obligé de réfléchir, et de séparer ces affections.

L'intermittence est un des caractères propres de toutes les maladies observées en Algérie; la bronchite, la pneumonie, les névralgies, la douleur même, soit dans les blessures, soit dans les rhumatismes, présentent cette intermittence et nécessitent l'emploi des antipériodiques.

Il ne faut donc pas accuser uniquement la fermentation qui se produit dans le sol sous l'influence de la chaleur et de l'humidité, de phénomènes qui sont dus à une action particulière de tous les agents extérieurs qui agissent sur le corps de l'homme.

C'est à la science qu'il appartient de rectifier des erreurs trop longtemps propagées.

La saine appréciation des progrès accomplis conduit à des conclusions consolantes, et doit encourager à la conquête du sol.

Chaque centre créé devient pour les colons un palladium, par les défrichements et les plantations d'arbres. Les générations qui se succèdent ont pour appoint et pour encouragement les résultats réalisés par leurs devanciers. Si, maintenant, nous faisons entrer en ligne de compte l'observation que nous avons relatée plus haut, à savoir, qu'il meurt en France 1 individu sur 35 de phthisie, et qu'en Algérie cette mortalité est trois fois moindre, nous arriverons à un équilibre dans la vitalité des populations, en supposant même que l'intoxication paludéenne fasse en Algérie plus de victimes qu'en France, ce qui n'est pas parfaitement démontré.

Les causes de mortalité diminuent, et il n'est pas surprenant que les tableaux statistiques offrent une augmentation réelle de la population, qui contraste avec la diminution relevée par le recensement dans la mère patrie.

M. le docteur Bonnafont, dans la brochure qu'il a publiée, en 1871 : *De l'acclimatement des Européens en*

Algérie, dit avec une autorité que personne ne songera à lui contester :

« Jusqu'à présent, tous ceux qui ont écrit sur l'Al-« gérie ont attribué la mortalité qui a sévi sur les « Européens, à l'insalubrité du climat; là n'est pas « cependant la seule cause : il en est d'autres, moins « puissantes il est vrai, mais qui pourtant ont beau-« coup contribué à grossir le chiffre des décès.

« Nous voulons parler de celles que le plus grand « nombre des colons portent avec eux, ou qu'ils con-« tractent, en passant sous l'influence d'un nouveau « climat. Ainsi, les excès dans les aliments et les bois-« sons, ceux auxquels s'abandonnent trop souvent les « Européens en arrivant dans un pays chaud : les « agitations morales inhérentes aux regrets de quitter « sa patrie, et l'incertitude d'avenir que réserve aux « émigrants celle qu'ils vont adopter, sont autant de « causes qui leur font oublier les précautions hygié-« niques les plus indispensables et favorisent, en le « grossissant, l'élément morbide non encore détruit.

« Après avoir cité les changements salutaires que « la culture a successivement apportés à Mustapha, « à Kouba et surtout à Boufarik (en 1836 la mortalité « était, à Boufarik, de 30 p. 100, — en 1847 de 14 « p. 100, et en 1848 de 5 p. 100), nous prendrons pour « second exemple les environs de Bône. Cette contrée, « qui a fait tant de victimes pendant les premières « années de notre occupation, est devenue, depuis « le desséchement et la mise en culture des plaines « et de la Bougima, très-habitable, et les Européens

« jouissent, depuis quelques années, d'une bonne « santé. »

Nous pourrions, par des citations puisées dans les auteurs, et par une statistique puisée dans les mairies de la colonie, démontrer que chaque année la mortalité diminue dans tous les centres créés. Nous pourrions également démontrer que la race arabe, oublieuse des saines traditions de l'hygiène, se laisse dévorer par l'incurie et l'abandon de ses propres intérêts, et tend à disparaître.

L'Algérie est donc une contrée où luttent des populations qui sont assurées du succès, si elles savent y apporter une sérieuse préoccupation de l'avenir.

Hospitalière aux valétudinaires de toutes les contrées de l'Europe, elle leur offre une supériorité incontestable pour la guérison d'affections qui les frappent dans le bien le plus précieux que l'homme puisse envier, la santé !

Hospitalière pour les colons qui se trouvent trop à l'étroit dans la mère patrie, elle leur offre de la terre à bon marché, une rémunération plus considérable de leur travail, et la certitude de léguer à leurs enfants un héritage fécondé par leur constance et par leurs sueurs.

A la France, à la mère patrie vers laquelle se tournent sans cesse les regards de l'exilé, elle offre la pensée consolante, que, sous sa tutelle bienfaisante, grandit et prospère une jeune nationalité dont les fragments, empruntés aux diverses races de l'Europe, s'unissent et se fusionnent pour former un jour une puissante cohésion d'intérêts, dont elle retirera tout l'honneur et tout le bénéfice.

C'est avec l'Algérie qu'elle fait aujourd'hui un commerce d'importation et d'exportation, qui s'élève à plus de trois cents millions.

Il n'est pas sans intérêt de faire connaître le chiffre d'étrangers qui viennent tous les hivers demander à l'Algérie une amélioration pour leur santé compromise. A Alger seulement, ce chiffre, en 1872, a atteint plus de 4,000 valétudinaires, dont près de 850 Anglais.

Il en est un grand nombre qui, séduits par les promesses du climat, par la richesse du sol, par une existence relativement moins dispendieuse, s'y sont fixés d'une manière définitive et y ont dérivé leur fortune, prenant pour adage cette belle et consolante maxime des anciens :

Ubi bene, ibi patria !

Que les bienfaits du climat algérien soient connus du monde savant, et nous ne mettons pas en doute que, de cette salutaire immigration, ne naisse un de ces grands courants qui ont pour conséquence le peuplement d'une contrée, et son élévation progressive parmi les nations.

X

LA MÉDECINE DE DÉPLACEMENT.

Si nous n'avions pour but d'éclairer le lecteur intéressé à connaître l'Algérie, et si ce livre était destiné uniquement à des médecins, nous n'aurions point abandonné le chapitre qui précède sans tracer un tableau rapide, et aussi exact que possible, des différences notables que présentent les maladies en Algérie et en France.

Quand on quitte la France pour aller exercer la médecine dans les pays chauds, on est en présence de modificateurs différents de l'organisme, et de la majeure partie du bagage thérapeutique que l'on a péniblement amassé sous la direction des grands maîtres, il ne reste qu'une faible réminiscence. C'est à l'observation quotidienne et à l'expérience de plusieurs années, qu'on doit de nouvelles méthodes et des applications différentes des remèdes aux maladies régnantes.

La plupart des valétudinaires qui sont envoyés dans les pays chauds, emportent avec eux des ordonnances et des conseils, et au bout de quelques semaines, ordonnances et conseils sont abandonnés. Ils ne tardent pas à s'apercevoir que le médicament utile sous le ciel brumeux de l'Angleterre ou de la Hollande, n'a plus la même efficacité en Algérie, ou bien que l'action de ce médicament est trop énergique; ils se dépitent, et quelquefois ils sont pris de crainte et de découragement. Comment faire comprendre à ces timides organisations que la thérapeutique a saturées de toniques et de modificateurs puisés dans la pharmacie, qu'il existe dans les conditions climatériques des influences qui n'ont pas besoin d'adjuvants, et qui à elles seules, peuvent rétablir l'équilibre dans une constitution délabrée? C'est pourtant là un fait d'observation quotidienne et c'est pour le démontrer, que nous consacrons ce chapitre à la *Médecine de déplacement.*

Cette médecine remonte à la plus haute antiquité, et les hommes en ont fait usage instinctivement avant d'aller consulter les oracles, les aruspices, ou les savants.

A mesure que les saines lois de l'hygiène ont été mieux comprises ou mieux appliquées, le déplacement au point de vue médical a été mieux compris et pratiqué.

Les villes populeuses, étroites et mal aérées ont été abandonnées pour le séjour des campagnes, où on respire un air plus pur, et où les fonctions respiratoires et digestives se relèvent rapidement.

Les stations minérales ont ajouté au bénéfice du déplacement le traitement curatif des eaux. Les montagnes de la Suisse, celles des Pyrénées, ont été recommandées à une foule de malades qui avaient subi l'intoxication lente des miasmes humains dans les centres de population; enfin, dans presque toutes les affections cachectiques déterminées par les émanations paludéennes, le déplacement est ordonné par les praticiens qu'une sérieuse expérience instruit des phénomènes physiologiques du corps humain.

Ce n'est pas un chapitre qu'il faudrait consacrer à l'influence du déplacement dans la guérison des maladies, ou dans l'amélioration de la constitution, il faudrait un long traité pour développer convenablement cette intéressante question.

L'émigration des peuples a trois grandes raisons d'être : les intérêts, la curiosité ou la santé.

En écrivant ce livre, nous avons essayé de répondre aux objections qui pourraient être faites contre le choix de l'Algérie, et contre la préférence qui doit lui être accordée par les immigrants que tourmentent ces trois graves motifs de déplacement.

Si nous avons insisté sur les termes de comparaison, c'était pour éclairer la conscience des médecins, qui ne peuvent se contenter des motifs que l'intérêt et la curiosité invoquent en pareille matière.

L'Algérie a été discréditée par la méthode employée, dans les premières années de la conquête, pour rendre, aux soldats fatigués et épuisés par les marches ou par la fièvre, la santé dont ils avaient tant besoin. Le gouvernement avait formé à Mahon un établissement de convalescence dont on obtenait les meilleurs résultats. A mesure que la stabilité s'établit sur le sol algérien, que les centres de population se constituèrent, que les hôpitaux se fondèrent et que les campagnes s'assainirent, le mouvement sembla se ralentir, et les débilités consécutives aux influences climatériques purent être combattues sans un déplacement aussi coûteux et aussi radical.

On voit, par là, que la question était restreinte au courant qu'il était nécessaire d'établir de l'Algérie vers la mère-patrie.

Ce n'est que plus tard, lorsque l'observation eut appris aux médecins que la guérison pouvait être obtenue sur place, qu'on songea à modérer l'espèce de fureur qui, tous les ans, s'emparait des populations et les entraînait vers la France, au grand préjudice de la colonie.

Dans la question de l'acclimatement, qui a préoccupé les esprits sérieusement attachés à l'avenir de la colonie, il faut savoir distinguer deux aperçus principaux : d'abord, ce qui convient aux hommes faits, à ceux qui ont, jusqu'à leur complet développement, subi l'influence d'un milieu déterminé ; en second lieu, ce qui convient à la jeune génération, produit des croisements de race et développée entièrement sous l'action du climat algérien, ce n'est qu'après cet examen qu'on peut se demander ce qu'il adviendra de l'une et l'autre générations.

Nous avons démontré que les nuances sont toutes à l'avantage du peuplement et de l'amélioration constitutionnelle des descendants.

Nous avons démontré aussi que le problème se dégageait de la gangue de discrédit jeté sur la colonie, à mesure que les conditions hygiéniques s'amélioraient, et que les immigrants trouvaient une hospitalité favorable à leur établissement, en raison même des efforts accomplis par leurs devanciers.

Il nous reste une tâche plus facile : c'est de démontrer que le courant qui doit peupler l'Algérie doit aussi fatalement faire dériver une partie des valétudinaires qui vont en Italie, dans les îles Ioniennes, aux îles Canaries et bien plus loin dans l'Australie, vers une contrée où tout est préparé pour la recevoir et pour la fixer.

Les conditions géographiques favorisent tellement la solution de ce problème, qu'il est devenu pour les Algériens une préoccupation d'intérêts matériels.

La fortune de Nice est due à la fréquentation hivernale des étrangers; celle des villes du littoral de l'Italie, de la Provence, de la Sicile, tient essentiellement à la même cause. La fortune d'Alger et, disons-le, de l'Algérie, dépend de la manière dont sera pratiquée l'hospitalité, qui doit lui assurer le premier rang parmi les contrées désignées aux valétudinaires.

Dans la description que nous avons tentée d'Alger et du Sahel, nous avons réservé la partie médicale, tout en esquissant à grands traits la merveilleuse disposition des coteaux et des campagnes.

Alger, malgré sa position géographique, ne suffirait point pour entraîner les esprits irrésolus, et sa salubrité laisserait tant à désirer, qu'il ne viendrait à l'esprit d'aucun médecin de la recommander, si autour d'elle ne se trouvait le correctif aux mauvaises influences qu'on peut y signaler.

Les malades atteints de phthisie pulmonaire trouveront dans la ville, et dans les faubourgs de Mustapha et de Saint-Eugène, des installations confortables qui répondent à toutes les nuances de progrès réalisés par la maladie.

Il serait bien présomptueux de tracer, dans un livre, une règle de conduite pour les valétudinaires; car, si la phthisie est une, dans ses manifestations anatomo-pathologiques, il faut bien reconnaître que sa marche dépend de ce qu'on appelle l'idiosyncrasie du malade, de son origine, de sa constitution et de ses habitudes.

Nous considérons donc, que les médecins qui sont appelés à conseiller un déplacement au point de vue des affections de poitrine, doivent s'abstenir de tracer des règles de conduite qui ne s'harmonisent point avec le milieu dans lequel doit vivre le malade. Nous devons ajouter, pour la consolation de leur amour-propre scientifique, que les malades envoyés en Algérie sont assez disposés à ne subir d'autre traitement que celui qui s'exerce par l'influence atmosphérique, et qu'il n'est pas de station hivernale où ce qu'on appelle la *médecine active* ait une limite plus restreinte.

Un praticien qui a acquis quelque expérience, et qui a vu, pendant quelques années, se succéder des générations de malades, doit être très-sobre de toute médication active, car il est placé en face d'un dilemme qui agite sa conscience : ou c'est le climat qui guérit, ou c'est la médication ; si c'est le climat, surveillez et constatez les modifications que les organes subissent ; si c'est la médication, pourquoi prôner un déplacement !

Il n'en est pas de même s'il s'agit de malades atteints d'intoxication paludéenne. Autrefois, le déplacement était considéré comme la suprême et presque la seule chance de salut, et le courant qui avait lieu de l'Algérie vers la métropole constituait une charge qui balançait les conditions de fortune que les immigrants venaient chercher dans la colonie.

La médication sur place des fièvres contractées dans le pays n'apparaissait aux yeux du médecin que comme un palliatif. Aujourd'hui, on guérit complétement, et d'une manière rapide, les accès de fièvre, sans qu'il soit besoin d'aller respirer l'air natal.

Il a été reconnu, par exemple, que le colon qui contracte la fièvre dans la plaine de la Mitidja, n'a qu'à quitter pendant quelques jours le milieu dans lequel il l'a contractée, et à passer ce temps à Douera, dans un village du Sahel ou sur la Bouzareah, pour être complétement rétabli.

Combien de fois ne nous est-il pas arrivé, dans notre pratique médicale, de conseiller aux habitants de la ville d'Alger d'aller respirer l'air plus oxygéné des environs pour faire disparaître une tendance à l'état intermittent, et de les voir revenir, après une semaine, parfaitement guéris et régénérés !

Cette curation par le déplacement est si manifeste, que des colons intoxiqués dans la plaine, n'ont qu'à passer quelques jours pour affaires dans la ville, dont pourtant les conditions hygiéniques sont inférieures sous bien des rapports à celles de la campagne, pour y trouver une amélioration rapide obtenue sans autre traitement.

Ce qu'on observe en Algérie ne s'éloigne point de ce qui est observé en France, et la thérapeutique n'a point à introduire dans son arsenal des nouveautés en dehors du domaine commun.

Contrairement à ce qui a été avancé par le docteur Mitchell, nous ne saurions admettre que l'air d'Alger soit tonique et reconstituant. Une pratique de dix années, et les observations faites par un grand nombre de médecins dont nous traduisons les impressions, nous autorisent à dire que l'air d'Alger est débilitant, et qu'il n'est pas de contrée où l'anémie atteigne des degrés plus étendus.

Mais encore faut-il s'entendre sur ce point délicat et rendre justice à M. Mitchell : s'il a observé la constitution médicale pendant l'hiver, il approche de la vérité ; s'il l'a observée pendant l'été, il s'en éloigne manifestement.

A partir du mois de juin jusqu'au commencement du mois d'octobre, la ville d'Alger n'offre aucune des conditions climatériques qui la rendent si recommandable pendant l'hiver. Il y règne une constitution médicale qui exige, de la part des habitants, des précautions infinies, et, au premier rang, celle du déplacement vers les coteaux de Mustapha, de Saint-Eugène ou de la Bouzaréah.

Chaque soir, c'est une émigration en masse de tous les habitants, vers ces salubres régions où l'atmosphère est dégagée des émanations animales qui ont sur l'organisme un si puissant effet débilitant.

Mais, s'il est convenable de dégager le problème de cette consciencieuse interprétation, il ne faut pas moins reconnaître que la campagne qui environne Alger possède toutes les conditions favorables qui peuvent être opposées à l'influence urbaine.

Chaque année, le déplacement entraîne vers les eaux minérales de France, vers le pays natal, une considérable portion de colons, d'administrateurs et de soldats. Est-ce à dire que ce déplacement soit ordonné parce que l'Algérie ne présente point des moyens de guérison suffisants? évidemment non. L'Algérie possède des eaux minérales en aussi grande abondance que la mère patrie, mais leur organisation est restée à l'état rudimentaire. Les points salubres, où la fièvre ne règne en aucune saison, sont aux portes des villes, mais ne faut-il pas faire la part des intérêts de famille? ne faut-il pas faire celle de la nostalgie, si puissante chez le Français? part inégale pour les colons, qui sont partis de leur village hommes faits, et pour les enfants nés dans la colonie. Pour les parents, c'est un besoin impérieux d'aller se retremper, voir de vieux parents, un vieux foyer, d'anciens amis, souvent même d'aller raconter leurs espérances et leurs succès. Pour les enfants, c'est une curiosité et un attrait qui n'a rien de commun avec les besoins de leur santé.

Il est donc bien reconnu que le courant qui rend à la mère patrie les immigrants, tend chaque année à diminuer, parce que les prétextes qui l'entretenaient deviennent de moins en moins impérieux. D'autre part, le courant qui amène sur le sol algérien des voyageurs séduits par la nouveauté ou par des intérêts, tend à s'accroître dans des proportions qui sont de nature à soulever l'attention des habitants de la colonie et du gouvernement.

Nous avons estimé à quatre mille le nombre des immigrants valétudinaires qui, en 1872, sont venus réclamer le bénéfice du climat, et nous n'hésitons pas à dire que les plus grands efforts, tentés au point de vue de la colonisation, n'ont pas obtenu un pareil résultat.

Il n'est pas venu quatre mille colons dans les provinces !

Un seul valétudinaire apporte avec lui assez d'argent pour entretenir plusieurs personnes attachées à son service; qu'est-ce-donc lorsque, séduit par une cure inespérée, il s'attache au pays qui lui rend la santé ?

L'Algérie doit se préoccuper, avant tout, de cette providentielle assistance qui peut, en très-peu d'années, lui constituer d'énormes ressources, et les habitants ne sauraient trop faire de sacrifices pour établir cette notoriété profitable à tous ses intérêts.

Nous n'hésitons pas à déplorer que les sources thermales et minérales qui sont situées à quelques kilomètres de la ville d'Alger et qui répondent à des besoins si impérieux, ne soient pas encore aménagées pour recevoir les malades condamnés, pendant l'automne, l'hiver et le printemps, à subir les rigueurs atmosphériques si contraires au traitement balnéothérapique.

Les eaux d'Hammam-R'rira, si merveilleusement situées et si riches en calorique et en volume, se prêteraient admirablement à une station d'hiver et recevraient plus de malades que n'en reçoivent les eaux de Plombières, de Néris ou d'Aix-les-Bains.

L'abandon dans lequel on laisse ces sources de richesses constitue une double perte pour les colons et pour les malades européens, car il oblige les premiers à aller dépenser en France le plus pur de leurs économies, et il retient cette foule de malades riches qui n'ont point la certitude de trouver un gîte et le confortable auxquels ils sont habitués.

C'est parce que cette faute nous a frappé, que nous avons écrit ce livre; et c'est parce que nous ne croyons pas à l'aveuglement systématique, que nous insistons pour que l'attention du gouvernement de l'Algérie songe à la réparer.

L'immigration pour cause de santé prime de beaucoup l'immigration sollicitée en vue de la colonisation, voilà un fait que nul ne peut révoquer en doute. Celle-ci coûte au budget de la métropole des sommes immenses, que nous sommes loin de regretter; celle-là rapporte, sans frais, des sommes considérables qui aident à l'établissement et à la prospérité de la ville d'Alger.

La médecine de déplacement, envisagée au point de vue des intérêts coloniaux, offre aux esprits sérieux un vaste sujet de méditation. Elle commande des dépenses qui ne sont que des avances faites à l'avenir; elle exige une prudence excessive dans les réductions que l'on fait sur le budget de l'assistance publique.

Pour contrebalancer l'influence des stations hivernales de l'Italie, et, pour dériver vers l'Algérie le courant des valétudinaires, il faut leur offrir des conditions *au moins* équivalentes, en échange des sacrifices qu'ils s'imposent.

On ne peut se dissimuler que les villes italiennes ont l'avantage des souvenirs historiques et une profusion de saines habitations, pour recevoir les étrangers ; la lutte doit donc être établie en vue de fixer les valétudinaires, et de leur inspirer une préférence que le climat sollicite.

XI

LA VIE MATÉRIELLE A ALGER.

Le voyageur qui s'expatrie pour des raisons de santé aime à savoir où il va, et il s'enquiert dans les guides Joanne de toutes les ressources dont il pourra disposer sur sa route.

Quand on parle de l'Algérie en Europe, il semble qu'on parle du désert du Sahara, où la faim et la soif sont les premiers ennemis à combattre. On ne se doute guère que l'Algérie était une contrée privilégiée, même avant la conquête, sous le rapport de la vie matérielle; à ce point, que les vieux musulmans l'appelaient le *Paradis de Mahomet*.

Nous avons passé de longues heures à interroger les Maures qui ont assisté à la prise d'Alger, et nous avons recueilli avec soin les renseignements précieux qu'ils avaient conservés sur cette époque où les *roumi* étaient rares dans la ville et plus rares encore dans les campagnes.

Alger, c'était, disent-ils, le paradis! — Une maison mauresque dans la Casbah ne coûtait pas plus de cinquante francs par an; — un mouton, trois à quatre francs; — le poisson se distribuait par plaisir; — une poule valait cinq ou six sous, — une douzaine d'œufs, quatre ou cinq sous, — un litre de lait, deux sous. — Il y avait toujours du blé dans les silos — et l'orge ne se mesurait pas.

Ils trouvent que la vie matérielle a bien changé, et que le paradis s'est transformé en un véritable enfer. Et pourtant, il faut bien le dire, les denrées de première nécessité sont loin d'avoir atteint en Algérie le prix qu'elles ont atteint dans les villes importantes de la métropole.

A Marseille, la vie d'hôtel et de restaurant est devenue impossible, et les voyageurs étrangers qui descendent à Alger à l'hôtel d'Orient, ou de la Régence, sont très-agréablement surpris de trouver une différence énorme entre les prix qu'on leur demande et ceux qu'ils ont payés à Nice ou à Cannes.

Cette différence est encore plus sensible dans les hôtels ou dans les restaurants de l'intérieur de la ville; Alger ne laisse rien à désirer sous le rapport de la facilité d'alimentation. Il n'y a pas, dans le monde entier, un marché aussi bien approvisionné que le marché de la place de Chartres, et c'est au moment où la saison d'hiver commence que s'étalent les primeurs, qui font croire que le printemps est la seule saison régnante en Algérie.

La seule question capitale à résoudre à Alger, c'est celle des logements. L'ancienne ville, toute pittoresque, toute curieuse parce qu'elle est restée le domaine des industries arabes, ne peut suffire aux exigences d'une population d'hivernants; l'Alger compris dans l'enceinte des fortifications ne possède plus les terrains propices aux constructions qui conviennent aux valétudinaires : ce sont des terrains industriels, dont le prix est trop élevé pour qu'on puisse y ménager les jardins nécessaires à des habitations ayant une semblable destination.

Le village de Saint-Eugène est devenu le centre de prédilection des commerçants, qui s'y retirent le soir dans une maisonnette toute ombragée de verdure ; son développement est d'ailleurs limité par les pentes abruptes qui descendent de la vallée des Consuls et de Notre-Dame-d'Afrique.

Le développement est presque indéfini du côté de Mustapha, où la disposition du terrain, qui s'élève en pente douce jusqu'à plusieurs kilomètres du rivage, se prête merveilleusement à l'établissement de magnifiques villas.

A voir déjà l'aspect des campagnes qui décorent ce vaste panorama, on ne voudrait pas croire que, il y a trente ans à peine, c'était une région déserte et presque inhabitée. Mustapha, aujourd'hui érigée en commune indépendante de la ville d'Alger, est le rendez-vous de toutes les familles aristocratiques anglaises, russes ou suédoises qui viennent passer l'hiver en Algérie.

La terre profonde s'y prête à une végétation rapide ; chaque année on voit s'élever des demeures charmantes bientôt entourées de fleurs et d'arbres verts.

Les valétudinaires y trouvent, grâce à la déclivité du terrain, toutes les altitudes qui conviennent à leur constitution, et ils ont l'immense avantage de jouir de la vue de la baie, et des magnifiques horizons qui se développent dans l'immensité, jusqu'aux confins les plus élevés de la Kabylie. Par une belle journée d'hiver, ils voient se dessiner les sommités du Djurdjura, avec ses beaux strates de neige sur lesquels jouent les rayons du soleil comme sur une mer aérienne, puis les dentelures du rivage, que l'œil suit jusqu'à des distances infinies, pour venir se reposer sur les teintes verdâtres de la plaine de la Mitidja, et sur les jardins du Hamma, qui étaient jadis un foyer malsain, et d'où s'exhalent aujourd'hui les émanations d'une végétation sans cesse renouvelée sous la main du jardinier.

Nous conseillerons aux propriétaires de ces beaux terrains de hâter l'heure où une nombreuse population viendra leur demander l'hospitalité.

Que l'on compare les produits de la terre au produit des locations pendant l'hiver, et on demeurera convaincu que l'avenir dépend de la quantité d'habitations confortables qu'on peut offrir aux étrangers.

Il y a un double encouragement à une semblable entreprise. Pendant l'été, la population commerçante a besoin d'émigrer pour se maintenir dans un état de santé prospère et pour contrebalancer les mauvaises influences de la concentration ; elle ne trouve point assez de logements à proximité de la ville, et elle n'hésite pas à aller peupler les hauteurs d'El-Biar et de la Bouzaréah, qui offrent un climat extrêmement salubre.

Aussitôt que les étrangers sont partis, les campagnes sont envahies. C'est donc une spéculation bien comprise que de bâtir hors des murs d'enceinte.

Si nous nous plaignons de la disette des logements pour le présent, combien n'aurions-nous pas de raisons pour nous en plaindre au point de vue de l'avenir? Il faut, dans une ville qui tend chaque jour à s'accroître, un excédant de logements, et à Paris, on a calculé qu'il fallait, pour que la population fût à l'aise, que le huitième des appartements restât vide.

Alger et ses environs devraient être préparés pour recevoir au moins 100,000 âmes, et la population effective dépasse déjà le chiffre de 60,000 habitants.

Si les commissions d'hygiène fonctionnaient avec zèle et s'inspiraient du véritable intérêt de la ville, près d'un quart des logements occupés par la classe ouvrière seraient condamnés à être fermés et démolis. Ce ne sont pas des habitations dignes de l'homme ; ce sont des tannières sans air et sans soleil, où les malheureux sont condamnés à la scrofule et au lymphatisme, et lorsqu'une épidémie sévit à Alger, elle décime la population avec une rapidité et une intensité, dont la cause réside uniquement dans les mauvaises conditions hygiéniques des habitations.

Les habitations mauresques appartiennent, par la tradition architecturale, au style grec. L'existence y semble facile et agréable, parce qu'elle a lieu dans une cour intérieure ornée de galeries qui abritent du soleil ; mais elles ont été gâtées par l'adossement des murs extérieurs à des maisons voisines. Elles manquent toutes de larges fenêtres pour laisser pénétrer l'air et la chaleur solaire ; la fraîcheur, qui les a fait rechercher autant que leur admirable disposition intérieure, les a fait abondonner par les plus enthousiastes admirateurs du style mauresque, parce qu'elle annihilait les bienfaits du climat et produisait des affections rhumatismales et névralgiques, avec tendance au rachitisme, observé sur une si grande échelle chez les Maures. Pour conquérir une magnifique habitation mauresque, il faudrait démolir trois ou quatre maisons avoisinantes, et, à ce prix, il vaux mieux en faire construire une sur un terrain neuf.

Nous pouvons citer les plus belles habitations et les plus riches, comme perdues et noyées dans ces barraques parasites dont la valeur est devenue fabuleuse.

Le palais du Gouverneur général, flanqué à droite d'une église qui est beaucoup trop étroite pour mériter le titre de cathédrale, est privé de jour au sud et à l'ouest ; ce bijou mauresque ne respire que par une façade aussi peu harmonieuse que l'est la façade de l'église elle-même.

Le palais de Mustapha, qui sert de bibliothèque publique, est un puits perdu, dans un fouillis de petites maisons mauresques.

L'ancien palais de l'Intendance ne prend air et jour que par des judas pratiqués sur les quatre façades, et, pour comble de détresse, le génie a cru bien faire en enlevant les splendides colonnades torses qui ornaient la galerie intérieure pour les remplacer par des colonnes en fonte, qui trompent l'œil et tuent le prestige.

Pour rendre la Casbah saine et habitable, il faudrait détruire la moitié, au moins, des vieilles maisons mauresques qui l'obstruent. Dans la basse ville, et nous n'en exceptons que quelques magnifiques constructions élevées sur le boulevard, la cherté des terrains a fait oublier les lois de l'hygiène qui, dans une contrée à climat chaud, exigent que les dimensions des appartements soient calculées sur la dilatation de l'air et sur la facilité de son renouvellement. Nous posons en principe qu'une chambre est insalubre, lorsqu'elle n'offre point quatre mètres d'élévation, et cinq à six mètres en tous sens.

Nous ne saurions trop insister sur ce point, et rappeler aux architectes qu'en se prêtant à des spéculations, ils compromettent leur réputation, et l'avenir même des immeubles dont ils dirigent la construction.

Le système des fortifications d'Alger, condamné d'ailleurs depuis longtemps, stérilise une zone de 70 hectares, qui seraient mieux employés en constructions. C'est à lui que nous devons cette situation fâcheuse, qui porte le plus grand préjudice à l'avenir de la ville. A l'exception de quelques hôtels bien situés, on ne peut recommander aux valétudinaires d'habiter les maisons mal exposées et mal aérées qui leur sont offertes, et si nous avons signalé les coteaux de Mustapha comme lieu d'élection des hivernants, c'est parce que cette classe intéressante a compris elle-même, instinctivement, qu'elle trouverait là les conditions hygiéniques qui manquent dans l'intérieur de la cité.

A peine une habitation un peu confortable y est-elle bâtie, qu'elle est occupée, par des familles qui se trouvent trop à l'étroit dans cette ville enceinte de murailles.

Les malades ont, pendant l'hiver, besoin d'une exposition qui leur permette de respirer un air pur et tiédi par l'influence solaire ; il est bon et utile qu'ils jouissent de la vue des horizons qui bornent la campagne. Aussi leur conseillerons-nous de rechercher les habitations qui ont une exposition au nord et à l'est.

Par contre, nous conseillerons aux habitants qui vont chercher dans la campagne, pendânt l'été, un air et une exposition salubres, de rechercher les appartements exposés au nord-ouest, par où viennent du rivage ces larges effluves méditerranéens qui apportent la fraîcheur et les émanations salines dont est chargée l'atmosphère.

Ed. Carrière, dans son excellent livre sur *les Climats de l'Italie*, a consacré de fort belles pages à tracer des règles de conduite que les malades doivent considérer comme la loi primordiale de leur immigration. Nous ne comprenons l'utilité d'un livre destiné à éclairer la conscience des valétudinaires, qu'en le dégageant de toute influence de clocher.

Pour aider l'influence climatérique, il faut, en premier lieu, la réalisation d'un milieu propice au développement de cette influence.

La vie matérielle serait cent fois meilleure et à aussi bon marché qu'elle l'était avant la conquête, que, si les habitations ne répondent point aux exigences de l'hygiène, il serait présomptueux, pour ne pas dire coupable, d'entraîner des malades vers une ville qui n'aurait point un nombre suffisant de logements confortables à offrir aux étrangers.

Cette question domine toute l'économie de la colonisation.

Les insuccès qui ont signalé les débuts sont dus principalement aux habitations sous lesquelles se réfugiaient les colons.

Dans un pays chaud, il faut que les habitations aient un sous-sol et un grenier; le sous-sol, pour mettre l'homme à l'abri de l'humidité qui monte de la terre en vertu de la capillarité plus active que dans les pays froids ; le grenier, pour empêcher la convergence des rayons calorifiques qui pénètrent par la toiture. Les quatre-vingt-dix-neuf centièmes des habitations des colons n'ont ni caves ni greniers, et les familles sont soumises à toutes les influences de l'évaporation de l'humidité du sol, et des réfrigérations nocturnes.

Les habitations sont trop basses, mal aérées, et n'offrent pas la capacité voulue pour contenir l'air oxygéné nécessaire à toute une famille. Les tuiles creuses, qui ne permettent à la toiture qu'une inclinaison de 40 degrés, doivent être remplacées par des tuiles plates, fixées à l'aide de crochets, et on devrait avoir soin de percer la charpente de lucarnes, afin de faciliter le renouvellement de l'air.

Les conditions hygiéniques, mal comprises, entrent pour une large part dans les affections dont les colons ont été frappés, et on n'en a pas assez tenu compte dans les travaux qui ont été entrepris sur ce sujet.

A Alger, les maisons sont trop élevées; la municipalité

ne devrait tolérer que deux étages, et elle devrait exiger qu'entre les terrasses et le second étage il existât un vide, où l'air pût circuler librement. On ne se rend pas bien compte de l'importance de cette mesure, quand on n'a pas habité les villes de l'Algérie pendant l'été. — Telles qu'elles sont établies, les terrasses jouent le rôle des plombs de Venise et font rayonner dans les appartements une chaleur acquise, qui occasionne des suffocations et des congestions cérébrales mortelles.

Il faudrait étudier avec soin ces questions importantes pour instituer une réglementation hostile à l'esprit de spéculation, mais profitable aux intérêts de la population et à la réputation de la colonie. Nous constatons aujourd'hui que la ville d'Alger reçoit plus de quatre mille étrangers; chaque année ce nombre ira en augmentant, et il n'est point inutile de prévenir ceux qui attendent leur fortune de cette industrie hospitalière, qu'ils ne pourront établir une concurrence sérieuse avec les villes italiennes, qu'en se plaçant dans des conditions au moins égales de confortable et de bon marché.

XII

CONSEILS HYGIÉNIQUES AUX IMMIGRANTS ET AUX VALÉTUDINAIRES.

Il nous est arrivé tous les ans d'avoir à répondre à la question suivante, qui nous était adressée par des immigrants venus de la métropole, soit pour des raisons de santé, soit pour coloniser.

A quelles règles de conduite devons-nous obéir et quel régime devons-nous suivre?

Ce sont des esprits timorés ou des hommes sages qui adressent une semblable question à un médecin. Il est très-naturel de se renseigner sur les précautions qu'il faut prendre pour éviter les écueils de la route qu'on doit parcourir. Bien différents sont, en effet, les conseils qu'on peut donner à ceux qui doivent passer les cinq ou six mois d'hiver en Algérie, de ceux qu'on donnera aux colons qui doivent subir les chaleurs de l'été dans les campagnes.

L'hiver, si doux qu'on le suppose, a ses alternatives et son inconstance dans l'état atmosphérique. On voit à Alger des Anglaises se promener dans le milieu de la journée avec des toilettes printanières, que le soleil splendide qui réchauffe tout semble autoriser, mais qu'on ne saurait encourager quand on connaît la transition brusque qui s'opère vers la chute du jour.

Les Arabes sont toujours enveloppés de vêtements de laine, et ils sont à l'abri des influences qui s'exercent sur la circulation et la respiration. Il faut bien se pénétrer de cette vérité incontestable, qu'ils sont rarement atteints de graves affections pulmonaires et, par suite, admettre que leur costume traditionnel répond aux lois de l'hygiène qui conviennent à la contrée habitée par eux.

Il n'est pas nécessaire d'adopter le costume des indigènes pour se placer dans des conditions aussi avantageuses que celles dont ils jouissent ; il suffit d'ajouter au costume européen un complément indispensable, c'est l'habitude des vêtements de laine appelés vulgairement *gilets de flanelle*, dont l'usage n'est point assez généralisé en France. Nous pourrions citer des contrées montagneuses où un individu n'ose pas avouer qu'il porte ce vêtement hygiénique, et où les fluxions de poitrines graves emportent une grande partie des cultivateurs, qui n'ont sur la peau que des chemises de toile grossière. En Algérie, l'usage de la toile appliquée sur la peau doit être proscrit, car elle s'imprègne rapidement de la transpiration et elle enraye la perspiration cutanée, en déterminant sur les organes de la respiration des réactions funestes.

Notre réponse porte d'abord sur la question capitale du logement. Ne jamais habiter un rez-de-chaussée qui n'ait pas un sous-sol; ne point habiter sous des terrasses qui n'aient point de partie intermédiaire où l'air puisse librement circuler; choisir un appartement qui ait au moins quatre mètres d'élévation et cinq ou six mètres de diamètre.

En second lieu, adopter l'usage des gilets de flanelle et des chemises de coton.

Pendant la nuit, il faut avoir la tête couverte, et si on se trouve exposé à subir le rayonnement nocturne, abriter les yeux avec un léger tissu de mousseline comme celui dont se servent les indigènes pour se couvrir la tête. Ne point se risquer vers le soir sans un vêtement léger et ample pour s'envelopper lorsque la brise apporte vers la terre les vapeurs refroidies de la mer.

On a beaucoup discuté dans les livres d'hygiène, et nous citerons sur ce point MM. Marit, Pietra-Santa, Feuillet, Mitchell, Foley et Martin, sur la susceptibilité particulière qu'on éprouve en Algérie à ressentir la moindre fraîcheur et le moindre refroidissement.

Cette susceptibilité existe bien réellement, et elle tient au mode de fonctionnement de la peau dans les pays chauds.

Il est hors de doute que la respiration a lieu non-seulement par les poumons, mais aussi par les pores de la peau tout entière. Tout le monde connaît l'histoire de cet enfant qui mourut asphyxié, parce qu'on l'avait complétement recouvert d'un vernis afin de maintenir des feuilles d'or qu'on lui avait appliquées sur le corps pour lui faire représenter un dieu de l'Olympe. Un individu enfermé dans un vêtement de caoutchouc qui empêcherait le contact de l'air avec la surface cutanée, ne tarderait pas à éprouver de graves accidents.

Dans les pays chauds, les pores de la peau se dilatent plus que dans les pays froids, ils sont dans un état de suractivité sécrétoire et respiratoire qu'il faut modérer à l'aide du costume. Les Arabes ont un proverbe qu'il est bon de méditer : « Il vaut mieux, disent-ils, un coup de sabre qu'un coup de vent ! » Les coups de vent sont en effet assez dangereux en Algérie pour justifier les précautions hygiéniques dont les populations indigènes se sont de tout temps entourées. Combien de personnes ne se rendent pas compte de la facilité avec laquelle elles contractent des bronchites ou des névralgies pendant l'été, qui en trouveraient l'explication dans l'action réfrigérante de l'air qui évapore la sueur de leur corps, comme il évapore l'eau qui suinte à travers ces vases poreux où on met rafraîchir l'eau.

La brise, dans certaines expositions du sol, passe avec une vitesse qui lui donne un pouvoir d'évaporation extraordinaire, et c'est malheureusement dans ces sites de prédilection, que les habitants vont chercher la fraîcheur; ils le font avec un grande insouciance des précautions hygiéniques, et la fièvre est le résultat de leur imprudence.

C'est surtout en Algérie qu'il est vrai de dire qu'il « vaut mieux une porte largement ouverte, qu'une porte entre-bâillée. »

Lorsque les praticiens qui ont un peu vieilli dans la colonie se trouvent en présence de ces fièvres éphémères, contractées par suite d'un refroidissement, ils ne tardent pas à les séparer du groupe des fièvres intermittentes paludéennes, quoique, en apparence, elles offrent des caractères similaires. Il fut un temps où tout était confondu, et où la médication par le sulfate de quinine et les anti-périodiques faisait ranger sous la même étiquette des affections d'origine et de gravité différentes.

Les étrangers qui viennent demander l'hospitalité à l'Algérie doivent être prémunis contre la séduction du climat, et se garder de croire à des récits, le plus souvent exagérés.

On supporte très-bien un froid intense pourvu que l'air soit tranquille et peu agité, et on supporte difficilement une fraîcheur humide lorsque les courants atmosphériques sont doués d'une certaine vitesse. Toute l'histoire des précautions à prendre est renfermée dans une saine appréciation de cette observation.

Nous avons dit que l'alimentation était, en Algérie, facile et très-variée; c'est qu'en effet à peine les pluies commencent à régénérer la terre, que les primeurs viennent remplacer les fruits qui sont partout en très-grande abondance. Les effets d'une alimentation printanière exercent sur l'économie une grande influence, et les malades qui viennent de France ne sont pas peu surpris d'avoir pour de modiques sommes des produits que dans les grands centres de la population on considère comme du fruit défendu et qu'on n'achète qu'à prix d'or. Il s'opère une rénovation par l'excellence même de cette nourriture, et ce sont là des avantages qui passent presque inaperçus.

MM. Martin et Foley, M. Bonnafond que nous avons cités, ont beaucoup insisté sur la nécessité de modérer les satisfactions de l'appétit et de rester dans les limites d'une grande sobriété. C'est principalement sur les boissons que portent leurs observations judicieuses, et c'est avec raison que le docteur Bonnafond fait ressortir la détestable influence des liqueurs fortes sur la mortalité observée jusqu'à ce jour en Algérie.

L'usage du vin tend à se répandre, même chez les indigènes qui se livrent à de rudes travaux ; il est très-peu répandu chez les Maures ou chez les Arabes de l'intérieur, mais ils s'adonnent volontiers à l'usage de l'absinthe ou de l'eau-de-vie.

On ne saurait croire quels rapides ravages cette boisson fait dans l'économie, et le nombre incalculable d'individus atteints de débilité précoce, de tremblement nerveux et d'hébétude par suite de cette funeste habitude.

Les personnes qui vont passer l'hiver dans les pays chauds doivent se garder de se laisser entraîner à l'usage des alcooliques. Les Anglais, les Suédois et les Russes qui, dans leur pays, supportent des doses considérables de cognac ou de vin blanc, ne peuvent les supporter en Algérie et sont rapidement atteints d'alcoolisme.

Les colons font un usage immodéré du *champoreau*, détestable mélange de café ou de chicorée et de rhum et d'eau-de-vie; aussi les voit-on frappés dans leur tonicité générale et abattus par des affections gastriques, ou par un affaiblissement musculaire que la boisson malsaine dont ils font usage détermine ou entretient.

Quand on descend dans les détails de la vie coloniale, on est bien forcé de signaler les causes d'insuccès et de découragement; il est rare que le colon sobre ne résiste pas aux influences délétères qui l'entourent, et lorsqu'on veut rétablir la réputation d'une contrée discréditée, il n'est pas inutile de faire ressortir les fautes qui ont été commises par ceux dont l'existence sert de terme de comparaison et de base à la démonstration.

Les travaux des champs méritent d'être mentionnés dans les causes de mortalité qui a sévi sur la population coloniale. Les insolations ont emporté beaucoup de travailleurs, entraînés par le zèle et par l'ambition. Il est bon de leur rappeler que, pendant l'été, il ne faut point se risquer au grand soleil sans avoir la tête protégée par des coiffures épaisses et spongieuses qui couvrent la nuque et le visage, et qui arrêtent les rayons solaires dont l'action détermine des congestions cérébrales.

Il ne faut pas non plus que la dépense musculaire soit trop considérable, et neutralise l'effet de la nourriture absorbée pour entretenir et reconstituer les forces.

Les travaux peuvent être faits depuis l'aube du jour, jusqu'à dix heures, et repris vers trois heures jusqu'à la tombée de la nuit. Le colon doit dormir après le repas de midi, pendant une heure ou deux, dans un appartement vaste et bien aéré. C'est seulement à cette condition qu'il maintiendra ses forces dans un équilibre complet et qu'il réagira contre les causes de débilitation qu'engendre la chaleur.

Il est une précaution hygiénique dont les colons ne font point assez usage et dont nous avons constaté le bon effet dans quelques fermes, dont les propriétaires intelligents en ont adopté l'habitude. Elle consiste à faire sur tout le corps, tous les jours, des affusions fraîches, à l'aide d'une éponge, ou à l'aide d'une pomme d'arrosoir adaptée à un tonneau rempli d'eau de puits.

Cette précaution hygiénique modère les fonctions de la peau et communique au système nerveux une sédation qui conserve les forces physiques. Les animaux qui sont soumis à ce régime mangent avec plus d'appétit et conservent, pendant l'été, tout leur embonpoint et toute leur tonicité, quoiqu'ils soient nourris avec du fourrage sec et de l'orge sans addition de fourrage vert.

Pour les valétudinaires, les précautions hygiéniques n'offrent point la même importance, et ils ne sont point astreints à la même sévérité, parce qu'ils ne passent en Algérie qu'une partie de l'année, pendant laquelle ne règnent point les mêmes causes de débilitation. Nous avons dit que, pendant l'hiver, c'est vers le matin et vers la chute du jour que l'équilibre des courants atmosphériques est rompu et que l'impressionnabilité devient plus grande.

C'est donc à cet instant qu'il est bon de prendre des

précautions, pour que les organes de la respiration ne subissent point directement l'influence des courants humides et salins qui se précipitent de la mer vers le continent. Ces courants ne sont point froids par eux-mêmes, ils le deviennent par leur vitesse et à cause de la disposition particulière de la peau.

Il faut éviter les promenades trop matinales, parce que la rosée est très-abondante sur le sol, et les promenades du soir, parce que l'air, à une certaine élévation au-dessus du sol, est saturé d'humidité.

Toutes les précautions que l'on peut recommander aux malades reposent sur l'observation des phénomènes météorologiques quotidiens qui se produisent dans l'atmosphère.

Il n'est peut-être pas de contrée où l'étude de ces phénomènes soit plus facile, et point n'est besoin pour le valétudinaire d'être guidé par des conseils médicaux, alors qu'il peut lui-même se rendre compte des effets produits par l'observation personnelle.

Disons-le, en terminant ce livre tout entier consacré à l'instruction des malades, l'Algérie a été discutée trop longtemps sans que des études suivies aient servi de base aux discussions.

Plus on invoquera les lumières des sciences physiques, mieux on appréciera le climat et sa bienfaisante influence sur la constitution physique de l'homme.

Si on veut tenir compte de la valeur des races animales que la colonie produit, on trouvera dans les conditions climatériques la raison de la réputation incontestée dont elles jouissent.

La vache donne moins de lait; mais, d'après les travaux remarquables de M. Commailles, ce lait est d'une qualité supérieure à celui que fournissent les vaches d'Europe.

Les moutons sont exportés en quantités prodigieuses et fournissent de la viande de premier choix.

Le porc vient en Algérie et s'élève sans précautions et, aussi, sans présenter la maladie tuberculeuse qu'on appelle la *ladrerie*.

Les chevaux, qui n'ont pas leurs pareils pour l'élégance, la vitesse et la solidité, ne présentent presque pas d'affections pulmonaires graves.

Tout se lie et s'enchaîne dans les phénomènes de vitalité qui régissent les espèces soumises aux mêmes influences climatériques.

Les nouveaux venus sont modifiés, dans leur constitution et dans leur fonctionnalité, par le milieu qu'ils adoptent. Ils tendent, malgré tout, à se rapprocher de la race créée et entretenue sur le sol qui leur donne asile. Si donc les indigènes, et la famille qui végète autour de leur existence incomplète, jouissent d'une immunité particulière, ils ne la doivent qu'au climat. Supposons que le progrès vienne, en Algérie, ajouter son influence magique à celle d'un climat privilégié, quelle ne sera pas la transformation de toute une race qui ne connaît de la vie que l'état rudimentaire, et quel ne sera pas l'attrait de cette contrée sur les malheureux que la mort attend sous les climats rigoureux de l'Europe.

Ce livre a été inspiré par la pensée qu'il pouvait

sauver la vie à quelques êtres condamnés par le milieu dans lequel ils vivent et dans lequel s'éteint leur existence que nul agent thérapeutique ne peut prolonger ; il a été écrit avec le sentiment du devoir à accomplir envers nos confrères de la métropole, peu éclairés sur la valeur du climat algérien.

Nous le livrons à la sévérité de leur jugement et à leurs méditations, non sans pouvoir leur dire que nous nous considérons comme bien inhabile à traduire les impressions que nous avons ressenties pendant la longue période de temps que nous avons consacrée à observer.

FIN.

TABLE DES MATIÈRES

Corbeil, imp. de Crété fils.

www.ingramcontent.com/pod-product-compliance
Ingram Content Group UK Ltd.
Pitfield, Milton Keynes, MK11 3LW, UK
UKHW020602230726
13926UKWH00005B/2150